服薬指導がちょっとだけ上手になる本

薬の知識の使い方、話の進め方

児島悠史

● Kinpodo

序文

「知識が豊富なだけの薬剤師」と「知識を活かして患者さんの役に立てる薬剤師」の違いは何か……薬剤師として勉強をしていて、この2つのギャップはどうすれば埋めることができるのか日々悩んでいます。実際、知識が豊富で「症例検討会」ではいくらでも議論できるのに、「現場」では得意の知識を披露するチャンスになかなか恵まれない。そんな悩みを抱えている薬剤師も多いように感じています。

この原因として1つ、「症例検討会」では患者に関するあらゆる情報が予め開示されている、という非現実的な設定があると思っています。それは、検査値や併用薬といった客観的情報に限らず、自分の病気についてどう考えているのか、薬のことをどう認識しているのか、どんな悩み・不安を抱えたまま過ごしているのか、といった患者さんの"内面"に関するものも含みます。こうした情報は、その患者さんにとってより良い薬物治療を考える上で非常に重要な判断材料になりますが、本来このようなプライベートな情報は簡単に入手できるものではありません。患者さんと信頼関係を構築し、じっくりと話を聞き、その本音や意図を汲み取っていく、といったプロセスを経なければ、決して表には出てこないからです。つまり、**「患者さんから色々な背景情報を聞き出せた後」であれば役立てられる知識・知恵をたくさん持っているものの、その前段階の「情報を聞き出す」ことを苦手としているために、せっかくの武器を使えていない**、そんな"燻り方"をしている人は多いのではないか、と思い、この書籍を作ることにしました。

本書籍は、薬剤師が持つ最大の武器である「薬学の知識」というカードをどのように切れば効果的か、どういった会話のどんなタイミングで繰り出せば良いか、患者さんからの質問や返答に対する"とっさのひとこと"から始まるコミュニケーションの組み立て方を考えるものになっています。現場でよくある"答えにくい質問や相談"をベースに、必要な「薬学の知識」の確認・補強から、それらを踏まえた理想的な展開をフローチャートとして例示していますので、自分の服薬指導の"勝利の方程式"を組み立てる材料として、ぜひ活用してもらえたらと思います。

最後に、本書の執筆にあたり、最初の打ち合わせから5年近くに渡って支え続けてくださった担当の西堀智子さま、金芳堂編集部の皆さま、ならびに患者さんとのコミュニケーションの取り方について一緒に議論して考えてくれた友人の薬剤師の面々に、心からの感謝を申し上げます。

2024年7月　児島 悠史

目次

第1章 なぜ"噛み合わない会話"になるのか　1

- Q1　この花粉症の薬って、眠くなりますか？　2
- Q2　この薬って、前の薬より"強い"ですか？　7
- Q3　スタチン、いつまで飲み続ければ良い？　12
- Q4　抗てんかん薬、ジェネリック医薬品に変えても大丈夫？　17
- Q5　吸入薬、ちゃんと使えています（※吸入薬はちゃんと使えていますか？　という質問に対して）　22

第2章 「いいですよ」とは言いづらい患者さんの"お願いごと"　29

- Q6　家族が使っている湿布薬、もらっても良い？　30
- Q7　余った薬を返品するので、返金してもらえないか？　35
- Q8　「ワルファリン」を飲んでいるときは、「納豆」はちょっとだけでもダメ？　39
- Q9　子どもの中耳炎に処方されている『クラバモックス』、美味しくて飲みやすい抗菌薬に変えてもらえませんか？　44
- Q10　子どもが風邪で咳をしているので、咳止めを出してほしい　49
- Q11　片頭痛の頓服薬（トリプタン系薬）、もっとたくさんほしいのですが……　54

第3章 "程度"で考えないと、患者さんを窮屈にしてしまうもの　61

- Q12　「アムロジピン」を使っているけど、グレープフルーツジュースは飲んだらダメ？　62
- Q13　「毎食後」の薬、幼稚園/学校に行っているので、お昼は飲ませられないのだけど……　67
- Q14　この健康食品、一緒に使っても良い？　72
- Q15　「メトホルミン」を服用しているが、お酒はちょっとくらい飲んでも良い？　77
- Q16　子どもの保湿剤、「お風呂上がりすぐ」の方が良いですか？　83
- Q17　うっかり室温が30℃を超えていた。インスリンは大丈夫？　87

第4章　"答え方"を間違うと、とんでもない誤解やトラブルのもとになるもの　93

- Q18　妊娠中でも「アセトアミノフェン」なら安全ですか？　94
- Q19　吐き気止めの「ドンペリドン」を使っていたけど、妊娠中は飲んではいけなかった？　99
- Q20　いつももらっている睡眠薬の「エスゾピクロン」、飲んだらすぐに効きますか？　104
- Q21　睡眠薬を飲んでも眠れなくて……　109
- Q22　塗り薬の「ステロイド」と「保湿剤」、どちらを先に塗布すれば良い？　115
- Q23　この薬を飲んでから「めまい」がする。これって副作用？　119

第5章　その発言の裏に潜む、患者さんの不安や誤解も解決する　127

- Q24　インフルエンザのワクチン、本当に効果がある？　128
- Q25　インフルエンザで受診したのに、抗ウイルス薬を処方してもらえなかったのはなぜ？　133
- Q26　「オセルタミビル」を飲むと異常行動を起こすと聞いたので、飲ませたくない　138
- Q27　風邪をひいたのに、抗生物質を処方してもらえないのはなぜ？　143
- Q28　一番効く風邪薬をください　148
- Q29　熱さましを使ったのに、子どもの熱が下がらない　154
- Q30　週刊誌に、この薬は「飲んではいけない」と書いてあったので不安　159

Column

- 患者さんの「待合室での行動」や「服装」、「保険証」にも注目すると、突破口が見つかる　5
- 吸入薬の「乳糖」は、強い乳アレルギーのある患者さんに注意　26
- 片頭痛は30代がピークで、50代以降に"新たに発症"することは少ない　58
- グレープフルーツジュースが阻害するのは、どこのCYP3A4？　65
- 「カフェイン」はどのくらい睡眠を妨げる？　107

索引　164
著者プロフィール

第1章 なぜ"噛み合わない会話"になるのか

> この薬、飲んだら眠くなりますか？
> （この薬を使い始めてから、どうも眠いんだよね・・・）

> はい、この薬には眠くなる副作用があります。
> （ちゃんと勉強したから副作用も答えられるぞ！）

> あっ、やっぱりそうなんだ・・・。

> なので、自動車運転はしないように注意してくださいね。
> （注意喚起もして、バッチリの対応だ！）

> えっと・・・ はい、わかりました。
> （そんなこと言われても、どう気をつけたら良いんだろう・・・困ったな）

　患者さんからの質問にしっかりと答えたはずなのに、なんだか釈然としない微妙な空気が流れる……そんな経験は誰にでもあると思います。そんなときは、自分の"答え"が、患者さんの抱える問題に対して何かしらの"解決"を提供するものになっているかどうか、一度考え直してみましょう。患者さんが何に困っているのか、どういう不安を抱いているのか、その背景に考えを巡らせることなく、患者さんの言葉をただ文面通りに受け取って、それに対する一般論を返すだけの対応になってしまっている、ということがよくあります。

Q.1 この花粉症の薬って、眠くなりますか？

薬剤師の説明で防ごう
- ☑ 花粉症の治療では、眠気は"避けられない副作用"だと誤解されてしまうこと
- ☑ ステロイドの点鼻薬は「症状がひどくなってからでないと使えない」と勘違いされたまま治療が続くこと

押さえておきたいポイント
- ☑ 抗ヒスタミン薬では、眠気や集中力・判断力低下といった副作用が起こりやすい
- ☑ 抗ヒスタミン薬の花粉症に対する効果は、どの薬剤でもそれほど違いはない
- ☑ ステロイドの点鼻薬は、抗ヒスタミン薬よりも効果的で眠気を催さず、花粉症の初期療法にも使える

説明を始める前に

まずは、この質問が出てくる背景や事情を考えよう

　日本では、花粉症の治療に「抗ヒスタミン薬」の飲み薬がよく使われますが、この薬には副作用で眠くなりやすいという弱点があります。新しい第二世代、非鎮静性の薬であればそのリスクは相対的に小さいですが、人によっては無視できない眠気を感じることも珍しくありません。そういった経験があると、花粉症治療の際に「眠くなる薬かどうか」は非常に気になるテーマになるはずです。ここで注意したいのは、そういった患者さんが真に求めているのは「眠くなりにくい抗ヒスタミン薬」ではなく「眠くならない花粉症治療」であることも多い[注1]、という点です（図 1-1）。

注1）「工務店にドリルを買いに来た人が求めているのは、「ドリル」ではなく「穴」である」……という有名なお話と同じです。

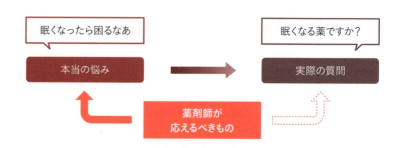

図 1-1　患者さんからの「質問」の裏にある悩みに応える

考えるポイント

① どの「抗ヒスタミン薬」が眠くならない？

「抗ヒスタミン薬」は、アレルギーの症状を引き起こす「ヒスタミン」をブロックすることで効果を発揮する薬です。しかし、「ヒスタミン」は脳の覚醒にも関わっているため、薬が脳へ移行すると副作用として眠気や集中力・判断力の低下といった症状を起こすことになります[注2]。つまり、「抗ヒスタミン薬」と「眠くなりやすいという弱点」は、切っても切れない関係にある、ということです。

ただし、どのくらい脳へ移行しやすいかは薬によってかなりの違いがあります。そのため「抗ヒスタミン薬」は、脳に移行しやすいため眠くなりやすい「鎮静性」、脳に移行しにくいため眠くなりにくい「非鎮静性」、その中間の「軽度鎮静性」の3種に分類して扱うことが一般的です（表1-1）。

表1-1　抗ヒスタミン薬の脳内ヒスタミン受容体占有率による分類[1-3]

分類	主な薬剤
非鎮静性	フェキソフェナジン、ビラスチン、ロラタジン、デスロラタジン、エピナスチン、エバスチン、セチリジン、レボセチリジン、オロパタジン
軽度鎮静性	アゼラスチン、メキタジン
鎮静性	ケトチフェン、ジフェンヒドラミン、クロルフェニラミン

実際、「鎮静性」の薬では眠気だけでなく集中力や判断力も低下し、学生では学業成績が悪化する[4]、自動車運転の際には運転能力に支障を来たす[5]といった報告がある一方、「フェキソフェナジン」や「ロラタジン」といった「非鎮静性」の薬では航空機操縦能力にも影響しない[注3][7,8]ことが確認されているなど、その副作用の現れ方には大きな違いがあります。

ただし、「非鎮静性」の薬であっても"眠くなる作用がない"わけではないため、人によっては眠気を感じる可能性があります[注4]。そのため、眠くならない薬はないかと薬をあれこれと変えながら落ち着かない花粉症治療を行うケースも出てきてしまいます。

花粉症に対する効果の違いは？

副作用の強い薬ほど効果も強い、と思われがちですが、「抗ヒスタミン薬」に関してはそういうわけでもなく、特に眠気と効果に相関関係はない[10]ようです。そのため、花粉症治療ではより少ない副作用で安全に使える「非鎮静性」の薬が第一選択薬に選ばれています[11]。

なお、「非鎮静性」の抗ヒスタミン薬にも何種類か薬がありますが、花

注2）胃酸分泌抑制薬のH2ブロッカーによる精神系の副作用（例：せん妄）も、これと同様に脳内のヒスタミン受容体に作用することで起こります。どちらも、血液脳関門を通過しやすい薬で起こりやすい、薬の血中濃度依存的に副作用が発生する、といった特徴があります。

注3）航空法では、服用後の航空業務への従事が許可されている抗ヒスタミン薬は、「フェキソフェナジン」、「ビラスチン」、「ロラタジン」、「デスロラタジン」の4種だけです[6]。

注4）花粉症治療を行っている人が感じている「眠気」には、抗ヒスタミン薬の副作用だけでなく、"アレルギー性鼻炎の症状を原因とする睡眠の質低下"も関係している可能性があります[9]。

粉症への効果については基本的にどれも大きくは変わらず、ほぼ同等です[12-14]。そのため、期待する効果で明確に使い分けを考える必要はなさそうです。

② 眠くならない花粉症治療は？

花粉症の治療をする際には、"眠くなる"という副作用は絶対に避けられないものだ……と考えている患者さんは少なくありません。しかし、たとえば「抗ヒスタミン薬」を使わずに「ステロイドの点鼻薬」だけで花粉症の治療を行えば、眠くなる心配をする必要はありません。

「ステロイドの点鼻薬」は、今でも"症状のひどいときしか使えない"とよく誤解されています。しかし、2016年改訂のガイドライン[注5]以降は、「抗ヒスタミン薬」と一緒に初期療法・軽症・中等症・重症・最重症の全ての段階で第一選択薬として挙げられています[10]。また、そもそも「ステロイドの点鼻薬」は「抗ヒスタミン薬」に比べると眠気の副作用がないだけでなく、花粉症によるくしゃみ・鼻水・鼻づまりの症状に対しての効果も大きく優れる[15]ため、海外でも最優先で選ぶ薬として推奨[注6]されています[16,17]（表1-2）。

注5）2013年版までは、「ステロイドの点鼻薬」は中等症以上で使うものと位置づけられていました。

注6）点鼻薬を適切に扱える12歳以上の患者、あるいは花粉症の症状がQOLに影響しているような場合は、「ステロイドの点鼻薬」での治療が推奨されています。

表1-2 花粉症の症状に対する効果

	抗ヒスタミン薬（内服）	ステロイドの点鼻薬
くしゃみ・鼻水	○	◎
鼻づまり	△	◎
眼の痒み	○	○

そのため、"眠くなりにくい抗ヒスタミン薬"をあれこれと試しながら探すくらいであれば、思い切って「ステロイドの点鼻薬」だけの治療に切り替えた方が、患者さんの抱える真の問題は解決する可能性が高い、と言えます。

「ステロイドの点鼻薬」が適さないケースもある

ただし、「ステロイドの点鼻薬」は使った際の苦味や匂い、喉に薬液が流れる、鼻から液だれする……などの理由から、あまり人気のある製剤ではありません[18]。特に、小さな子どもや高齢者、指先が不自由な方の場合は、適切に点鼻を行えないケースもありますので、患者さんの状況をよく見て判断するようにしましょう。

【参考文献】
1) Pharmacol Ther. 2007; 113: 1-15. PMID: 16890992
2) Expert Opin Drug Saf. 2011; 10: 613-622. PMID: 21521134

3) Expert Opin Drug Saf. 2015; 14: 199-206. PMID: 25466429
4) J Allergy Clin Immunol. 2007; 120: 381-387. PMID: 17560637
5) 臨床薬理. 1988; 19: 681-688.
6) 令和元年6月17日一部改正 国空航第327号「航空機乗組員の使用する医薬品の取扱いに関する指針」.
7) Aviat Space Environ Med. 2003; 74: 145-152. PMID: 12602446
8) J Allergy Clin Immunol. 2000; 105: S622-627. PMID: 10856168
9) JAMA. 2024; 331: 866-877. PMID: 38470381
10) 臨床皮膚科. 2013; 67: 155-158.
11) 鼻アレルギー診療ガイドライン―通年性鼻炎と花粉症 2016年版.
12) Arerugi. 2006; 55: 554-565. PMID: 16883093
13) Allergy. 2009; 64: 158-165. PMID: 19132976
14) Int Arch Allergy Immunol. 2019; 180: 274-283. PMID: 31618733
15) Am J Rhinol Allergy. 2017; 31: 19-28. PMID: 28234147
16) J Allergy Clin Immunol. 2017; 140: 950-958. PMID: 28602936
17) Ann Intern Med. 2017; 167: 876-881. PMID: 29181536
18) Expert Opin Drug Deliv. 2007; 4: 689-701. PMID: 17970670

患者さんの「待合室での行動」や「服装」、「保険証」にも注目すると、突破口が見つかる

　薬の副作用がどのくらい重大なものかは、患者さんの状況によって大きく変わります。抗ヒスタミン薬による眠気は、基本的にそこまで大騒ぎするようなものではありませんが、たとえば「受験生」や「長距離ドライバー」の場合、薬によるパフォーマンス低下はその人生に大きな影響を及ぼす恐れがあります。そのため、同じ副作用であっても患者さんによって対応の"温度感"は変えていく必要があります。

　このとき役立つのが、服薬指導に向かう前に少し「待合室での行動」や「服装」、「保険証の記載」にも目を向けてみる、という習慣です。薬局の待合室でも寸暇を惜しんで参考書を読んでいないか、服装や保険証に長距離ドライバーであることを示す情報が載っていないか、といったことは、ほんの2～3秒あれば確認できます。よく薬剤師は「薬しか見ていない」と批判されますが、まずはこんなところから患者さんの観察を始めてみてはどうでしょうか。

\ 説明を組み立てよう /

この花粉症の薬って、眠くなりますか？

アレルギーの薬の中では眠くなりにくいタイプの薬ですが、眠くなるとお仕事などでお困りになりますか？

眠くなりにくいタイプの薬であれば OK

今回の薬も、たくさんある薬の中でかなり眠くなりにくいものではあるのですが、人によってはそれでも眠気を感じることがあるかもしれません。その際はまた遠慮なく仰ってください[注7]。

注7) もし処方日数が長ければ、一旦1週間程度で再受診してもらう方法も考えます。

☞ 「フェキソフェナジン」や「ビラスチン」、「ロラタジン」、「デスロラタジン」の場合

"眠くなるかもしれない薬だ"と思って飲むと、眠くなるリスクも高くなってしまいます。これらの薬であれば、「飲んだ後に航空機を操縦しても良いくらい眠気の少ない薬」と紹介しても良いと思います[注8]。

注8) 抗ヒスタミン薬にはたくさん種類があるので、1つ自分に合わなくても、"眠くなりにくい薬"はほかにも色々と選択肢がありますよ、という点をお伝えできると安心感に繋がります。

眠くなると生活・仕事で困ってしまう

飲み薬ではなく、点鼻の薬であれば、眠くなる副作用の心配なく花粉症治療を行うこともできますが、「点鼻薬は苦手」とかありますか？

☞ 疑義照会

点鼻が苦手でなければ、「ステロイドの点鼻薬」単独での治療への変更を打診します。点鼻は苦手と言われたら、別の抗ヒスタミン薬への変更を検討します。

「ステロイドの点鼻薬」は眠くなることもなく、またこれまでの飲み薬よりもくしゃみ・鼻水・鼻づまりに対して効果の高い薬です。ただ、ちょっと扱いが難しいので、きちんと使えるようにこれから使い方をお伝えしますね。

☞ 人によっては、「眠くなる薬」の方がありがたいケースもある[注9]

「就寝前に花粉症の薬を服用すると、ちょうどよく眠れる」といった印象を抱いている人も、意外とおられます。こういう可能性も少し念頭において対応したいです。

注9)「眠くなっても良い」という患者さんは、"眠れない"という問題を抱えている可能性があります。その問題は、抗ヒスタミン薬の眠気くらいで解決できるものなのか、そもそも花粉症の症状がひどくて眠れないのか、専門的な治療が必要な不眠なのか、薬剤師として色々とアプローチを考えられます。

Q.2 この薬って、前の薬より"強い"ですか？

薬剤師の説明で防ごう
- ☑ "強い薬"と聞いて副作用を心配し、薬を飲まなくなってしまうこと
- ☑ "弱い薬"と聞いて薬にがっかりし、プラセボ効果が失われてしまうこと

👍 押さえておきたいポイント
- ☑ 質問の背景がわからないまま、安易に"強弱"の説明をするのは危険
- ☑ "強い"は副作用リスクを警戒させ、"弱い"は薬への期待を薄れさせる可能性がある
- ☑ そもそも、患者さんは"強弱"を知りたいわけではないケースも多い

説明を始める前に

まずは、この質問が出てくる背景や事情を考えよう

　患者さんから「薬の強弱」を尋ねられると、薬剤師としては得意分野の話をできるチャンスだと感じるので、ついついすぐに薬の性能差の話を始めてしまいがちです。しかし、そうやって「薬の強弱」を丁寧に説明しても、なんだかあまり響かない……というケースも少なくありません。このとき考えたいのは、「そもそもこの患者さんは、なぜ薬の強弱が気になったのか？」という点です。そこには、薬の強弱を語るだけでは解決しない問題が潜んでいる可能性があります。

考えるポイント

①「薬の強弱」が気になった理由は？

　薬は色々な事情で変更になりますが、その事情によって患者さんが抱く疑問や不安も様々です。たとえば、前の薬が思うように効かなかった場合には「今回の薬はちゃんと効くのか？」という疑問を、あるいは前回の薬で副作用が起きた場合には「今回の薬でも副作用が起こるのではないか？」という不安を、それぞれ感じることが多いと思います。問題はこのとき、どちらの患者さんからも「この薬は前の薬よりも強いですか？」という、

全く同じ文面の質問を受ける可能性がある、という点です（図2-1）。

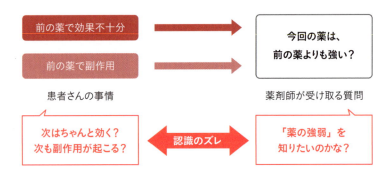

図2-1　薬剤師が受け取る質問と、その背景にある患者さんの事情

　そのため、薬剤師がこの質問を文字通りに受け取って、「薬の強弱」についてカタログスペック的な説明を始めると、「そんな話を聞きたいんじゃないんだよなぁ……」みたいな変な雰囲気になってしまうことがあります。このような事態を避けるためには、患者さんから「薬の強弱」を尋ねられた場合、いきなり薬の性能差の説明を始めるのではなく、まずは「なぜ薬の強弱が気になったのか？」という背景を探るところから始めた方が無難です。

質問の背景がわからないまま、安易に"強弱"に言及することにはリスクもある

　患者さんの「強い」や「弱い」が何を意味するのか、どういった事情でこの質問をしてきたのか、これを明らかにしないまま薬剤師目線で"強弱"を語ると、思わぬ誤解を招く恐れがあります。前回の薬が十分に効かなくて変更になった患者さんでも、必ずしも「効果の強さ」だけが気になっているとは限りません。医師から「ちょっと強めの薬に変えておくね」と言われて、「副作用も強い薬なのではないか」と心配になっている可能性もあるからです。そんなときに、この質問に対して薬剤師が「はい、前回の薬よりも（効果の）強い薬ですよ！」と回答すると、むしろ副作用の不安を煽られて「そんなに（副作用の）強い薬は飲みたくないな……」と思われてしまうかもしれません。かといって、副作用の心配をしているだろうと決めつけて「そんなに（副作用の）強い薬ではないですよ」と回答したら、今度は「そんなに大したことのない（効果の）薬なのか……」とがっかりされてしまう可能性があります[注1)]。

　薬剤師としては患者さんの質問に答えているつもりでも、それが患者さんの服薬アドヒアランスを低下させたり、治療への意欲を失わせたりといった結果に繋がるのは非常にもったいないので、安易な"強弱"への言

注1) そもそも薬というのは、病気を治療したり不快な症状を和らげたりして、患者さんの生活を少しでも良くするためのツールです。せっかく薬を使うのであれば、渋々使うより、"良いイメージ"を抱いた状態で使ってもらえるような説明をしたいところです。

及には注意が必要です。

② 薬の"強弱"は、どういう基準で比べるかによって色々と変わる

　ゲームなどに登場する薬は、基本的に「弱いもの（例：ポーション）」と「強いもの（例：ハイポーション）」のように単純に分類されている[注2]ことから、現実の薬も同じように"強弱"で綺麗に区別できると思われがちです。確かに、似たような効果の薬を比べたとき、その薬効に一定の"強弱"の傾向があるものは存在します。たとえば、ステロイド外用薬はその血管収縮作用の強さによって5つのランクで使い分けを考えます[注3)1)]ので、薬の変更があった際にはそのランクの上下によって"強い""弱い"が明確にわかります。

　しかし、他の薬でも同じように"強弱"を当てはめられるかというと、そうでもありません。たとえば、保湿剤としてよく用いられる「白色ワセリン」と「ヘパリン類似物質」を比べると、単純な角質の水分保持力であれば「ヘパリン類似物質」の方が2倍以上強力[2)]とされています。しかし、「ヘパリン類似物質」は「白色ワセリン」よりもかなり高価[注4]なため、"節約"して使ってしまう人が結構おられます。こうした不十分な量の使用では保湿効果が確実に弱まってしまう[3)]ため、節約して使う「ヘパリン類似物質」と豪勢に使う「白色ワセリン」で比べると、むしろ「白色ワセリン」の方が"強い"ことになってしまうケースがあります。

　あるいは、解熱鎮痛薬の「アセトアミノフェン」と「NSAIDs」では、基本的に「NSAIDs」の方が鎮痛効果は"強い"ことが知られていますが、この"強弱"は用量によってはほとんど差がなくなる[注5) 4,5)]ケースもあるなど、絶対的なものでもありません。ほかにも、抗ヒスタミン薬は脳への移行性の違いによって鎮静性と非鎮静性に分類されますが、効き目についてはそれほど目立った差はないものの、副作用の眠気に関しては鎮静性の方が"強い"ことがわかっています（→ Q1／p.3）[6)]。つまり、効果が"強い"とは言えなくても、副作用が"強い"とは言えることになります。

　このように、薬の"強い"や"弱い"は、何を基準にどう比べるかによっても変わることが多く、絶対的なものは多くありません。そのため、患者さんに説明する際は、"強弱"ではなく"あなたに合っているかどうか"の方が重要である、という視点で説明するのがお勧めです。特に薬が変更になって質問をされたときは、患者さんも薬に対して興味・関心を抱いているため、薬について詳しく知ってもらう良いタイミングです。上手に説明できるよう、色々な角度から薬の違いを説明できるように準備しておきましょう（表2-1）。

注2) あるいは「やくそう」と「せかいじゅのしずく」、もしくは「アップルグミ」と「レモングミ」、「ティアの薬」と「ティアラルの薬」、「薬草」と「弟切草」の方が伝わるかもしれません。

注3) アメリカでは、ステロイド外用薬は軟膏・クリーム等の剤型差も考慮した、より細分化された「7段階」のランク付けをして使い分けを行っています。

注4) 1gあたりの値段は、医療用医薬品でもOTC医薬品でも「ヘパリン類似物質」の方が4～7倍ほど高価です。

注5) 文献4は急性腰痛に対する鎮痛効果を検討した研究ですが、アセトアミノフェン600mgを1日4回と、ロキソプロフェン60mgを1日3回で、有意差はついていません。

表 2-1 主に薬の"強弱"とは別の基準で選択・変更されることが多い薬の例

抗菌薬	感染症の原因となっている菌の種類（抗菌スペクトル）
ノイラミニダーゼ阻害薬	投与経路（内服、吸入、点滴）や、投与日数（5日間、1回）
睡眠薬	入眠困難か早朝・中途覚醒か（半減期）
DOAC	腎機能、服用回数、中和剤の有無、剤型、適応症など
トリプタン	速効性（Tmax）と持続性（半減期）、どちらが必要か
片頭痛の予防薬	禁忌（妊娠の有無、持病、使っている片頭痛治療薬）
コリンエステラーゼ阻害薬	剤型（錠剤、散剤、ゼリー、内用液、貼付剤）
緑内障治療の点眼薬	特徴的な副作用（局所的、全身性）

【参考文献】

1) 日本皮膚科学会. アトピー性皮膚炎診療ガイドライン 2021.
2) 日本皮膚科学会誌. 2011; 121: 1421-1426.
3) 皮膚の科学. 2006; 5: 311- 316.
4) J Orthop Sci. 2018; 23: 483-487. PMID: 29503036
5) Korean J Fam Med. 2012; 33: 262-271. PMID: 23115700
6) 臨床皮膚科. 2013; 67: 155-158.

＼ 説明を組み立てよう ／

この薬って、前の薬より"強い"ですか？

"強い"……というと、効き目のお話ですか？ それとも副作用が気になっておられますか？[注6]
- ☞ 処方変更の内容からアタリがつけば、「前の薬は効かなかったですか？」などで踏み込んでも◯。

（副作用の場合）　それは大変でしたね……、大丈夫でしたか？
（効果の場合）　　効き目を感じられなかったのですね……、今日まで大変だったんじゃないですか？[注7]

患者さんに"何が大変だったのか"を喋ってもらう
- ☞ 前の薬では何が解決しなかったのか、現状どんなことに困っているのか、を言語化します。

話の中で、今回の薬について「医師がどう説明したか」が出てきた
なるほど、だから先生はこの薬に変更されたのだと思います。今回の薬は前の薬に比べると□□な特徴があるので、薬剤師としても、今の◯◯さんの状況により"合っている"と思います。
- ☞ 医師の"変更意図"を、改めて薬剤師目線でも妥当かどうかを説明します。

医師がどう説明したか不明 / 患者さんもあまり覚えていない[注8]
なるほど。であれば、確かに今回の薬の方が、今の◯◯さんの状況には"合っている"かなと思います。というのも、今回の薬は前回の薬に比べると□□な特徴があって……。
- ☞ 医師の"変更意図"が伝わっていない場合は、そこを改めて補強します。

トレーシングレポートで処方医に情報共有
「◯◯という期待・不安があるようだったので、△△という説明をしました」
「次回、必要があれば少しフォロー・確認お願いします」
……といった報告型のトレーシングレポートでこの件を共有すれば、医師もきっと助かるはずです。

注6）患者さんは、「薬剤師だったら薬の強弱をわかっているはずだ」と期待していることが多いです。「医師からどう説明されましたか？」という確認は確かに重要ですが、最初からこう言うと「薬剤師は何も知らないのか？」と思われてしまうかもしれないので、タイミングは要注意です。

注7）こう尋ねることで、「薬が効かなかったこと」や「副作用が起きたこと」に対して心配しているよ、という親身な態度を示すとともに、現状どんな問題を抱えているのかも聞き出せます。まずは、患者さんに喋ってもらいましょう。

注8）「強弱」を焦点にしていると、薬剤師の説明も薬のカタログスペック的なものになってしまいます。「患者さんの状況に合っているかどうか」をテーマに話をしましょう。

Q.3 スタチン、いつまで飲み続ければ良い？

薬剤師の説明で防ごう

- ☑ 自己判断で治療を中断し、心筋梗塞や脳卒中のリスクを高めてしまうこと
- ☑ 「死ぬまで飲み続けなければならない」という、"重荷"を背負わせてしまうこと

👍 押さえておきたいポイント

- ☑ スタチンを服用する目的は、LDL-C 値を下げることではなく、心筋梗塞や脳卒中を防ぐこと
- ☑ スタチンによる一次予防効果は 70〜75 歳くらいまで、二次予防効果は 75 歳以上でも確認されている
- ☑ 安易な中止にはリスクを伴うが、期待できる余命が 3〜5 年未満になってきたときは止めても良さそう

注 1）脂質異常症では、高血圧や糖尿病のように"低血圧"や"低血糖"も起こさないため、「薬が効いている感」がさらに乏しい傾向にあります。

説明を始める前に

まずは、この質問が出てくる背景や事情を考えよう

　脂質異常症は自覚症状に乏しく、LDL-C 値や TG 値が改善したり悪化したりしても特に体調に変化は起きません^{注1)}。そのため、なんのために

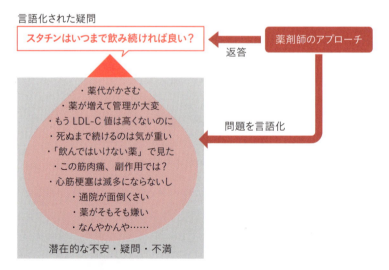

図 3-1　どんな不安・疑問・不満が、患者さんに「その質問」をさせたのか？ を考える

薬を飲む必要があるのか、いつまで薬を飲み続けなければならないのか、その目的や目標を見失ってしまうことがよくあります。この質問に返答するだけで終わらずに、「何がこうした質問を"させた"のか」、その背景に潜む患者さんの不安や疑問、不満を言語化するようなコミュニケーションに繋ぐことが大切です（図3-1）。

考えるポイント

① HMG-CoA還元酵素阻害薬（スタチン）を服用する目的

LDL-C値の高い状態が続くと、動脈硬化が進行し、心筋梗塞や脳卒中を起こすリスク[注2]が高くなります[2,3]。そのため、食事内容を是正したり、運動をしたり、あるいは薬を使ったりしてLDL-C値を下げる治療を行うことになりますが、HMG-CoA還元酵素阻害薬（スタチン）は、LDL-C値を下げることで実際に心筋梗塞や脳卒中のリスクを抑制する、ということが証明されている薬の1つです[注3)4,5]。

このとき、スタチンはLDL-C値を下げる作用が強力なため、薬を飲み始めるとすぐにLDL-C値が正常範囲に収まるケースがよくあります。これを見て「治療は完了したからもう薬は必要ない」[注4]と思ってしまう患者さんは多いですが、次は"その状態を維持"し続ける必要があります。確かに、今後は食事・運動療法だけでLDL-C値を正常範囲内に収め続けられる、ということであれば、そこで薬物治療を中止するのも選択肢になりますが、多くの場合は薬を中断するとLDL-C値はすぐに元に戻ってしまいます。つまり、これまでは「LDL-C値を下げる」ことを目標に薬を使っていましたが、ここからは「今のLDL-C値を維持する」という次の目標のために薬を使うことになる、ということです（図3-2）。

注2）日本人でも、LDL-C値が140mg/dL以上の人は、80mg/dL未満の人に比べて、心筋梗塞を3.8倍起こしやすい、というデータがあります[1]。

注3）LDL-C高値の人がスタチンを使うと、LDL-C値が1mmol/L≒38.67mg/dL下がるごとに、心筋梗塞や脳卒中のリスクは約20%ずつ低くなっていく、とされています[4]。

注4）医師から「LDL-C値が高いから薬を飲むように」と説明されていた場合、「LDL-C値が低くなったからもう薬はいらない」という考え方になっても不思議ではありません。

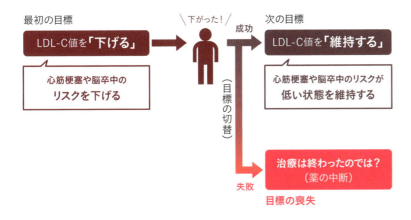

図3-2 スタチンを使う"目標"の切り替え

この "目標の切り替え" がうまくできないと、目標を見失ったまま「なんのために飲み続けるのかよくわからない薬」を処方され続けることになり、自己判断で薬を中断してしまったり、週刊誌などの反科学的な言説[注5]に惑わされたり、といった原因にも繋がります。少なくとも薬剤師に相談してくれた、目の届く範囲の患者さんに対しては、その "困った" を解消できるよう丁寧に対応したいところです。

② スタチンを使う「メリット」が乏しくなってくる状況

心筋梗塞や脳卒中は、ひとたび起こせば生命に直結する[注6] ほか、一命をとりとめても健康寿命を大きく短縮させる[注7] など、人生に重大な影響を与える疾患です[7,8]。そのため、75歳未満の人[9]や、十分に5年以上は生きられそうな高齢者[10] では、基本的にほぼ全ての脂質異常症においてスタチンを使うメリットが上回ると評価され、使用が推奨されています。一方で、期待できる余命がそこまで長くない人の場合、数年後の心筋梗塞や脳卒中のリスクを下げることの意義は乏しくなってくるため、スタチンを使うメリットも相対的に小さくなってきます。そういった意味では、「スタチンをいつまで飲み続けるのか」という質問には、「まだまだ元気なうちは飲んでおいた方が良い」というのが1つの回答になる、と言えます。

既往歴のない人の一次予防効果は？

これまでに心筋梗塞などを起こしたことのない人の場合、70〜75歳を超えたあたりからスタチンに期待できる一次予防効果は相対的に小さくなってくることがわかっています[5]。そのため、薬が多くて負担になっていたり、ほかにもっと優先して服用すべき薬があったりする場合には、スタチンを中止するという判断も1つの選択肢になります。ただし、75歳以上の人でもスタチンを不用意に中断すると、心筋梗塞や脳卒中を起こしやすくなる[注8][11,12] ことも報告されているため、薬を止めることのメリットとデメリットはどちらも冷静に評価する必要があります。

なお、高齢者に対する潜在的な不適切処方を見つける STOPP/START criteria ver.3 では、"85歳以上で虚弱、または期待できる余命が3年未満の患者に対して、スタチンを心血管イベントの一次予防を目的に使用すること" は避けた方が良い、とされています[13]。これらを踏まえると、「期待できる余命が3〜5年未満になるまでは、しっかりと服薬を続けてもらった方が良い」というのが妥当と考えられます。

既往歴のある人の二次予防効果は？

心筋梗塞などを起こした経験のある人の場合は、少し話は違ってきます。スタチンによる心筋梗塞や脳卒中の再発を防ぐ二次予防効果については、

注5) 海外でも、スタチンの服用に対して不安を煽るようなテレビ番組が放送されたことで、60,000人の服薬状況に影響し、本来防げたはずの心筋梗塞による死亡が5年間で1,500〜2,900件発生した、という推計があります[6]。

注6) 日本でも、急性心筋梗塞を起こすと3割近くが死亡します[7]。

注7) 脳梗塞を起こした場合、適切な治療が1秒遅れるごとに健康寿命は2.2時間ずつ喪失していく、という報告があります[8]。

注8) 112人がスタチンを中止するごとに、1年に1件、過剰の主要心血管イベントが発生する、と推算されています[11]。

75歳を超えてからも明確に示されている報告[5,14]が多いからです。スタチンを中止した場合のリスクも、一次予防を目的に使っている人よりも大きく現れる[注9)11)]ため、より慎重な判断が求められます。

　なお、スタチンの服薬アドヒアランスは、一次予防を目的に使っている人では57％程度であるのに対し、二次予防を目的に使っている人では76％程度と、比較的高めとされています[15]。これは、一度でも心筋梗塞などを起こした人はその大変さを実感しているため、薬で予防することの意義をよりしっかり理解している、という背景が考えられます。ということは、二次予防を目的にスタチンを服用している患者さんから、「スタチンをいつまで飲み続ければ良いのか？」と質問を受けた際は、"何かよほどの事情があるのではないか"と思って対応した方が無難です。

注9) 77人がスタチンを中止するごとに、1年に1件、過剰の主要心血管イベントが発生する、と推算されています[8]。

【参考文献】
1) Prev Med. 2011; 52: 381-386. PMID: 21371493
2) Atherosclerosis. 2009; 203: 587-592. PMID: 18783774
3) Stroke. 2009; 40: 382-388. PMID: 19095987
4) Lancet. 2005; 366: 1267-1278. PMID: 16214597
5) Lancet. 2019; 393: 407-415. PMID: 30712900
6) Med J Aust. 2015; 202: 591-595. PMID: 26068693
7) Circ J. 2021; 85: 319-322. PMID: 33563866
8) JAMA Neurol. 2021; 78: 709-717. PMID: 33938914
9) Vnitr Lek. 2018; 64: 1021-1027. PMID: 30606018
10) J Gen Intern Med. 2014; 29: 1702-1706. PMID: 25092007
11) JAMA Netw Open. 2021; 4: e2136802. PMID: 34854906
12) Eur Heart J. 2019; 40: 3516-3525. PMID: 31362307
13) Eur Geriatr Med. 2023; 14: 625-632. PMID: 37256475
14) Lancet. 2002; 360: 1623-1630. PMID: 12457784
15) Am J Med. 2012; 125: 882-887. PMID: 22748400
16) Am J Med. 2007; 120: 713-719. PMID: 17679131
17) Lancet. 2022; 400: 832-845. PMID: 36049498

＼ 説明を組み立てよう ／

スタチン、いつまで飲み続ければ良い？

基本的に、〇〇さんがお元気なうち（残りの余命が 3 ～ 5 年未満になってくるまで）は、続けて飲んでもらった方が良いのですが、何かお困りでしょうか？ 注10)

LDL-C 値は下がって、もう正常値になったんだけど……
薬がよく効いたんですね、それは良かったです。LDL-C 値が高いと、心筋梗塞や脳卒中を起こしやすくなるので、次はその状態を「維持」するために薬が大事になってきます。ですので、何か大きな支障がなければ続けてもらえたらと思うのですが、いかがでしょうか。

薬を死ぬまで飲み続けないといけないと思うと、気が重い……
確かに、現時点でこの薬を減らすのは"良い案"ではないのですが、70 ～ 80 歳を超えてきたら止めることも検討できるようになってきます。それまでは、できるだけ負担やストレスの少ない方法で継続してもらえたらと思っているのですが、何かお手伝いできることはありますか？ 注11)

薬が多くて管理が大変 注12)
- ☞ 一包化や配合剤の活用で管理・服薬の負担を減らします。
- ☞ ほかに重要度の低い薬があれば、そちらの削除を検討します。
- ☞ 経済的な負担が問題の場合は、ジェネリック医薬品へ切り替えられる薬なども探します。

筋肉痛を感じたので、副作用が心配 注13)
- ☞ 「筋肉痛」を安易に副作用と決めつけず、「スタチン不耐に関する診療指針 2018」などを参考に、クレアチンキナーゼ値を踏まえて継続・減量・中止を検討します。

週刊誌・インターネットで「スタチンを飲んではいけない」という情報を見た 注14)
- ☞ 心筋梗塞や脳卒中が人生に与える影響を説明し、薬の意義を改めて理解してもらいます。
- ☞ 「薬を中断する」という選択にも、明確なデメリットがあることを知ってもらいます。
- ☞ 副作用の兆しがあればすぐに相談してもらって良いことを説明し、安心してもらいます。

85 歳以上の虚弱、または期待できる余命が 3 ～ 5 年未満で、一次予防を目的に処方されている場合
- ☞ 医師に「中止」を提案することも選択肢に含めて、今後の方針を検討します。
（スタチンを継続することよりも、ほかにもっと優先すべきことがあるかもしれません。）

注 10) 薬剤師は、ここですぐに「飲み続けてもらった方が良い理由」を色々と説明したくなりますが、まずはこの患者さんが、薬を飲み続けるにあたってどんな問題を抱えているのか、を確認した方が、その後により的確な説明やアドバイスができるようになります。

注 11) あくまで「現時点では」とすることで、患者さんが感じている重荷を少し和らげることができます。その上で、「今、具体的に何に困っているのか」という話題に切り替えていけると、建設的です。

注 12) 配合剤は、治療からの脱落リスクを 20 ～ 30％程度抑制します [16]。

注 13) スタチンを服用中に報告された"筋肉痛"のうち、薬が原因のものは 1/15 程度と非常に少ないことがわかっています [17]。

注 14) 週刊誌やインターネットの情報で不安を煽られた場合、もともとその患者さんが理解できていなかったこと、少なからず抱えていた不安が顕在化した、とも言えます。この機会に、しっかりと解消しておくことが重要です。

Q4 抗てんかん薬、ジェネリック医薬品に変えても大丈夫？

薬剤師の説明で防ごう
- ☑ ジェネリック医薬品のことを"品質が劣るから安い"と勘違いされてしまうこと
- ☑ 安易なブランド変更で患者さんに不利益や不信感を与えてしまうこと

👍 押さえておきたいポイント
- ☑ ジェネリック医薬品は「生物学的同等性」によって、同等の有効性・安全性が確認されている
- ☑ 有効域と中毒域の幅が狭い薬では、ブランド変更が症状のコントロールに影響することがある
- ☑ 色や剤型、味に"一貫性"がないことは、患者さんの服薬アドヒアランス低下に繋がる

説明を始める前に
まずは、この質問が出てくる背景や事情を考えよう

　ジェネリック（後発）医薬品は、患者さん個人にとっても経済的負担を軽減する良い選択肢になります。しかし、「慣れ親しんだ薬を変更する」ということに、少なからず抵抗があることは想像に難くありません。特に、ちょっとした対症療法のための薬ではなく、「抗てんかん薬」のようにシビアに扱う必要のある薬であれば、その心配はなおさらです。こんな質問をされた場合は、患者さんがジェネリック医薬品に関して"どこに不安を感じているのか"を踏まえて、丁寧な対応を考える必要があります。

考えるポイント
① ジェネリック医薬品の有効性と安全性

　ジェネリック医薬品とは、先発医薬品の特許が切れた後に製造・販売される、先発医薬品と同じ有効成分を同じ量含んだ薬のことを指します。日本語では、先発医薬品の対として後発医薬品と表記されますが、欧米では一般名（generic name）で処方されることが多いため「ジェネリック医薬品」とも呼ばれます。10年以上の研究・開発期間をかけて承認される先発医薬品に比べると、既に有効性・安全性が確認されている成分を用い

て作られるジェネリック医薬品は、開発コストを大幅に抑えられるため、薬の値段も5～6割ほど安く設定[注1]されます（図4-1）。このことから、ジェネリック医薬品を活用することで患者さん個人の薬代を抑えられるだけでなく、国の医療費削減にも貢献することができる、というものです。

注1）先発医薬品に「新薬創出等加算」などがある場合は、これも差し引かれることから、ジェネリック医薬品がもっと安価になるケースもあります（例：アジルサルタン）。

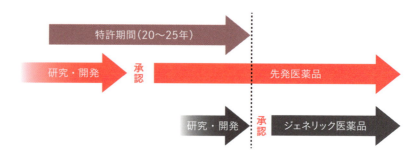

図4-1　先発医薬品とジェネリック医薬品

有効性や安全性は問題ないのか？

確かに、ジェネリック医薬品と先発医薬品とでは添加物[注2]などが異なっていることがあります。そのため、こうした差異が薬の有効性や安全性にも影響するのではないか、と心配する人は少なくありません。しかし、ジェネリック医薬品が承認されるには、先発医薬品と同等のものとして扱って良いかどうかを検証する様々な試験をクリアする必要があります。中でも、「生物学的同等性」[注3]では"先発医薬品と同じように吸収・代謝されるかどうか"が確認されているため、ジェネリック医薬品と先発医薬品で血中濃度の推移は統計学的に同等であることが示されている、つまり薬学的に有効性・安全性は同等と言える、ということになります。

「抗てんかん薬」のように血中濃度のコントロールがシビアな薬においては、ジェネリック医薬品への変更についても慎重に考える必要がありますが、基本的にはこうした変更は臨床的な問題にならないとされており[1]、一般論として「有効性や安全性には問題ないもの」[注4]として扱うことができます。

注2）そもそも「添加物」は日本薬局方で、無害であることと、有効成分の治療効果を妨げないことが規定されています。

注3）「生物学的同等性試験」は、たとえば先発医薬品の剤型変更（例：OD錠の承認）時にも行われます。

注4）ほかにも、ワルファリン[2]や吸入ステロイド[3]でも、ジェネリック医薬品への変更は臨床アウトカムに影響しない、という報告があります。

② 薬を「変更」することの問題点

薬学的には同等の有効性・安全性が確認されているジェネリック医薬品ですが、「抗てんかん薬」をジェネリック医薬品に変更することが、病状のコントロール悪化と関連しないという報告だけでなく、関連するという報告も存在します[4]。実際、薬局で「抗てんかん薬」をジェネリック医薬品に変更した場合、67.4％の患者さんで特に問題はなかったものの、23.2％の患者さんで病状のコントロール悪化、9.0％の患者さんで副作用

の増加を"感じた"、という報告もあります[5]。これらの事実から考えるべきことは、患者さんが実感する薬の「効果」や「副作用」の差は、薬の血中濃度の推移以外にも様々なものが影響して生じ得る、という点です。

たとえば「抗てんかん薬」では、先発医薬品とジェネリック医薬品とで薬の色や形状・サイズ・剤型・味などが変わってしまう場合、その変化によって患者さんの服薬アドヒアランスが低下[1]し、結果として病状のコントロールを悪化させる可能性があります。ジェネリック医薬品に一貫性のない色・形状・サイズの規格がたくさんある場合、こうした変更時のリスクが高くなる[6]、薬の外見上の変化などを考慮せずにジェネリック医薬品に変更することはリスクになる[7]、という報告もあります。薬剤師の88％は、「ジェネリック医薬品の外観は先発医薬品と似ている方が良い」と考えているようですが、同じように考えているのは医師の53％、患者の16％程度にとどまる[8]という報告もあるため、「抗てんかん薬」をジェネリック医薬品に変更する際には、薬剤師がこれらの違いについて最も注意を払う必要があります。

また、「抗てんかん薬」は厳密な血中濃度のコントロールが必要なものが多いため、生物学的な同等性は確保されていたとしても、その許容範囲内[注5]のわずかな変化がコントロール状態に影響する恐れがあるのではないか、という懸念を示す報告もあります[9]。

つまり、"ジェネリック医薬品の品質"に問題があるわけではなく、"飲みなれている薬を安易に変更すること"[注6]には注意が必要である、と考えた方が妥当です。先発医薬品からジェネリック医薬品への変更に限らず、先発医薬品の剤型やデザイン変更時、ジェネリック医薬品同士の変更時、あるいはジェネリック医薬品から先発医薬品への変更時にも、同様の影響を警戒しなければなりません（図4-2）[注7]。

注5）生物学的同等性試験では、一般的に先発医薬品とジェネリック医薬品の「血中濃度の比」の幅が80〜125％の範囲に収まれば、許容範囲としています（効果や副作用の差ではありません）。

注6）懸念を示す文献[8]でも、「最初からジェネリック医薬品で治療を開始すること」は問題ない、としています。

注7）「てんかん診療ガイドライン」でも、発作が抑制されている患者では、服用中の薬剤を切り替えないことが推奨されています。

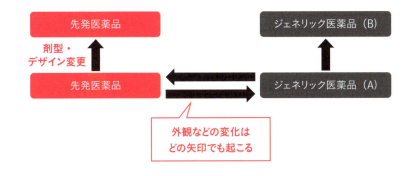

図4-2　外観や味の変化が起こり得る"ブランド変更"

オーソライズド・ジェネリックという選択肢

近年は、先発医薬品メーカーから許諾を得て、原薬や製造法・添加物まで同一のジェネリック医薬品（オーソライズド・ジェネリック）、というものも登場しています（表4-1）。オーソライズド・ジェネリックでは、先発医薬品と薬の色や形状・サイズ・味もほぼ同一のものになることが多いため、外観・風味の違いが服薬アドヒアランスに大きく影響しそうなケースでは良い選択肢になります。

表4-1　先発医薬品との比較

	ジェネリック医薬品	オーソライズド・ジェネリック（AG2/AG3）	オーソライズド・ジェネリック（AG1）
有効成分	同一	同一	同一
原薬	異なることがある	異なることがある	同一
添加物	異なることがある	同一	同一
製法	異なることがある	同一	同一
製造工場	異なることがある	異なることがある	同一
形状・色・味	異なることがある	同一	同一

【参考文献】
1) Epilepsia. 2018; 59: 1273-1281. PMID: 29894004
2) Pharmacotherapy. 2011; 31: 386-393. PMID: 21449627
3) Ann Intern Med. 2023; 176: 1047-1056. PMID: 37549393
4) Epilepsy Behav. 2017; 73: 166-172. PMID: 28641169
5) Postep Psychiatr Neurol. 2023; 32: 12-17. PMID: 37287735
6) Epilepsy Behav. 2020; 105: 106936. PMID: 32092462
7) J Pharmacol Exp Ther. 2022; 381: 188-196. PMID: 35241634
8) 医薬品情報学. 2017; 19: 43-49.
9) Expert Opin Drug Metab Toxicol. 2015; 11: 329-332. PMID: 25440299

＼ 説明を組み立てよう ／

抗てんかん薬、ジェネリック医薬品に変えても大丈夫？

↓

治療継続中で、コントロール状況が不安定、薬の色・形状などを気にする患者さんの場合
ジェネリック医薬品は、確かに先発医薬品と同じ有効性・安全性が確認されていますが、それとは別に"飲み慣れている薬が変わること"が治療に影響する恐れもあるため、<u>〇〇さんのこのお薬に関しては、お勧めはしていません</u>[注8]。
☞ オーソライズド・ジェネリックがある場合は、患者さんの経済状況も踏まえて検討。

[注8）「ジェネリック医薬品の質」ではなく「飲み慣れた薬が変わること」に問題がある、という点を明確に伝える必要があります。]

↓

基本的に、先発医薬品とジェネリック医薬品とで「効果や安全性は同じ」と考えてもらって大丈夫ですが、どういった不安を感じておられますか？[注9]

[注9）いきなりジェネリック医薬品の説明を始めてしまいがちですが、まずは「この質問をしてきた背景・理由」、この患者さんが"何に不安を感じているのか"を探りましょう。]

↓

ジェネリック医薬品の有効性や安全性に対して誤解がある
☞ 有効性・安全性についての誤解を解消
薬の効果や副作用は基本的に血液中の薬の濃度で決まること、先発医薬品とジェネリック医薬品は「同じ血中濃度の推移」を示すことが生物学的同等性試験で示されていることを中心に説明します。
☞ 値段が安いことについての誤解を解消
ジェネリック医薬品が安価なのは、質が低いからではなく、"既に有効性・安全性が確立した先発医薬品と同じ有効成分"で作るため、開発コストを大幅に抑えられることが理由であることを説明します。

誤解はないが、不安を感じている
☞ 初めての薬の場合
「最初からジェネリック医薬品にしておく」ことには問題ないが、治療が安定してからの変更には少しデメリットを伴うことを説明し、患者さんの意向を確認します。
☞ 飲み慣れている薬の場合
ジェネリック医薬品の質ではなく、"飲み慣れている薬の変更"にデメリットがあることを説明し、経済的な負担になっていないのであれば、今回無理に変更しなくても良いことを前提に相談に乗ります。

↓

変更してみることになった
もし使ってみて気になることがあれば、元の薬に戻すこともできますので、また仰ってください[注10]。
☞ 長期処方の場合は、分割調剤することも考慮します。

[注10）一度ジェネリック医薬品に変更すると、「元に戻せない」と考えている患者さんも多いので、その点もフォローが必要です。]

↓

（次回来局時）実際にジェネリック医薬品を服用してみて、どうでしたか？[注11]

[注11）この感想を尋ねることで、「前回からずっと気に掛けていた」ことを、患者さんにしっかり伝えることができます。]

Q.5 吸入薬、ちゃんと使えています
（※吸入薬はちゃんと使えていますか？ という質問に対して）

薬剤師の説明で防ごう
- ☑ 不適切な手技で吸入薬を使い続けて、喘息やCOPDのコントロール状況を悪化させてしまうこと
- ☑ "丁寧な確認"を意識するあまり、患者さんから面倒がられてコミュニケーションを拒否されてしまうこと

👍 押さえておきたいポイント
- ☑ 吸入薬を"正しく"使い続けられる患者さんは、かなり少ない
- ☑ 吸入薬を継続使用中の患者さんに、最初から最後まで全ての手技を再指導するのは非現実的
- ☑ 吸入後の「息止め」は面倒で忘れられやすいが、肺への薬物到達量には大きく影響する可能性がある

説明を始める前に
まずは、この質問が出てくる背景や事情を考えよう

　飲めばそれで良い内服薬と違って、吸入薬はその効果を十分に発揮させるため、あるいは副作用を防ぐための"手技"が色々と煩雑で、しかもその"手技"はデバイスによって変わることから、服薬アドヒアランスの維持が非常に難しい薬です。そのため、薬剤師による服薬指導や手技の確認が実際の効果や副作用に大きく関わってきますが、「使い慣れた薬」についてあまり何度も確認されると、患者さんも快くは感じません[注1]。薬剤師が確認しようとしても、「ちゃんと使えています」とコミュニケーションを遮断されてしまうような場合は、別の突破口を考える必要があります。

考えるポイント
① 吸入薬の服薬アドヒアランスと治療効果

　吸入薬は、吸い込んだ薬を肺や気管支に直接到達させるコンセプトの剤型で、内服薬と違って局所でのみ作用して全身性の副作用を軽減できる、というのが最大の特徴です。たとえばステロイドの吸入薬は喘息による死

注1）健康や治療に関する同じようなメッセージを繰り返し何度も与え続けられると、人間はだんだん疲れてきて、そのメッセージに嫌悪感を抱き、かえって反発し始めることがあります。「勉強しなさい」と言われたら勉強したくなくなるやつです。

者を激減させている[1]など、現代の喘息や慢性閉塞性肺疾患（COPD）といった呼吸器疾患の治療には欠かせない医薬品となっています。

一方で、吸入薬の服薬アドヒアランスは非常に低く[注2]、これが喘息やCOPDの症状悪化と関連していることもわかっています[3,4]。実際、喘息増悪の24％、入院の60％はアドヒアランスの低下が原因である[5]、という報告もあるほどで、せっかく効果的な吸入薬があるのに、その恩恵を十分には得られていない患者さんも多いのが実情です。吸入薬のアドヒアランス低下には、薬の効果や意義、副作用に対する誤解、経済的負担・身体的事情など様々な要因が関わっている[6]ため、個々の患者さんの状況を踏まえて1つずつ丁寧に解消していく必要があります（表5-1）。

注2）吸入器のデバイス改善や吸入教育などが行われているものの、喘息治療のアドヒアランスそのものはここ30年でほとんど変わっていない、とする報告があります[2]。

表5-1　吸入薬の服薬アドヒアランスが低下する主な要因

効果	吸入薬は、「症状が現れたときだけ使えば良い」と思っている
必要性	自分の病状を、「薬を使うほど重症ではない」と思っている
副作用[注3]	吸入薬の副作用を、必要以上に怖がっている（例：内服のステロイドと混同）
コスト	継続使用が経済的負担になり、薬を中断してしまう
身体的要因	関節炎、老眼などの身体的要因で、デバイスを適切に扱うことが難しい
デバイス[注4]	デバイスの扱いが煩雑で、治療を挫折してしまう
理解力	そもそも薬の必要性や手技を間違って理解してしまっている

注3）成長への悪影響はよく話題になりますが、吸入ステロイドで治療した小児は、25歳時点で身長が1.2cmほど低い傾向が確認されています[7]。ただし、喘息そのものが成長を妨げることも考慮する必要があります[8]。

注4）吸入器に対する満足度（耐久性、人間工学）と、服薬アドヒアランスは有意に関連することがわかっています[9]。

薬剤師が特に重点的に介入すべきポイント

薬の必要性を十分に理解してもらい、副作用に対する誤解も解消できれば、それで問題なく吸入治療が進められるかというと、そう簡単にはいかないようです。"吸入"という手技が煩雑で、デバイスの扱いも難しいため、正確に吸入できないという事態が多々起こるからです。実際、COPD患者の80％近くで吸入手技に1つ以上の重大なエラーがあり、これが症状悪化の要因になっている[10,11]、といった報告もされています。

こうした間違いに対しては、薬剤師が吸入薬の手技を視覚的な資料を用いながら説明することで、患者さんは吸入薬を正確に扱えるようになり、症状のコントロール状況も改善する、という報告もあり[12]、薬剤師による教育的な介入は非常に重要[注5]と言えます。しかし、吸入薬を継続使用している全ての患者さんに対して、吸入手技の最初から最後まで全部を丁寧に確認するのは非現実的なため、デバイスごとに間違いやすいポイント（表5-2）に絞って確認するなどの工夫が必要です。

注5）どんな教育的介入が適切かについては、まだ明確になっていません[13]。

表5-2　吸入薬の「よくある間違い」

剤型	よくある間違い
加圧噴霧式 (pMDI) [注6]	・ボタンを押す（噴霧）と息を吸う（吸入）のタイミングが合っていない 　→そもそも息を吸っていない、息を吸い終わってからボタンを押す、など ・吸入前に容器を振っていない
ドライパウダー (DPI)	・息を吸う力が弱く、きちんと吸入できていない ・くるくる回し過ぎて薬がきちんとセットされていない
ソフトミスト (SMI)	・操作方法が複雑で、きちんと噴霧できていない

注6）DPI製剤に比べて、pMDI製剤は元々誤使用が多く、またトレーニング後も適正に使用できる率が低い、とする報告があります[14]。

②「ちゃんとできてます」としか返してくれない患者さんには

　患者さんが「ちゃんと使えています」としか答えてくれない場合、1つの突破口になるのが、「吸入後の息止めはしんどくないか？」と問いかけてみる方法です。そもそも喘息やCOPD患者さんにとって、息を止めることはしんどいことですが、吸入薬を使った後は、薬を肺へ到達させるために「息止め」をする必要があります[注7]。実際、吸入後の「息止め」を5秒間するのと全くしないのとでは肺内薬物到達量は20％以上変わること、息を止める時間に比例して薬物到達量が増える[注8]ことが報告されています[15]。つまり、吸入後の「息止め」はしんどいものではありますが、1秒だけでも頑張ることにそれなりのメリットがありそうだ、と言えます。

　ところが、この吸入後の「息止め」は吸入手技の中でも特によく忘れがち[16]とされています。そのため、「ちゃんと使えています」と答えている患者さんでも、本当にできているかどうかはかなり怪しいところがあります。ただ、患者さんが「ちゃんと使えています」と答えているときに、そこに「息止めもきちんとできていますか？」と質問を重ねるのはあまり得策ではありません。患者さんからすると、「どうせちゃんと薬を使えていないだろう」と決めつけているような態度、もしくは「自分の吸入手技が悪いことを責められている」ように感じられて、薬剤師に対して非常に悪い心証を抱きかねないからです。その点、「息止めはしんどくないか？」という問いかけであれば、息止めができている人に対してはそのしんどさに対する寄り添いや労いを伝える言葉に、一方で息止めを忘れていた人にはそれを思い出させる言葉になる（図5-1）[注9]ため、悪い心証を与える心配がありません。

患者さんの「忘れた」には要注意

　薬の飲み忘れを防ぐのに一定の効果があるとされる「リマインダー」で

注7）添付文書では、5～10秒（オンブレス、シーブリ）、3～4秒（アノーロ）、適度（スピリーバ）など、製剤によって記載内容はバラバラです。

注8）この研究では、最大25秒まで肺内薬物到達量が増えることが確認されています（息止めを25秒間行った場合、薬物到達量は42.4％増加）。

注9）息止めがしんどくないか尋ねたときに、一瞬キョトンとして「……お、おう、大丈夫や」みたいに言われたときは、たぶん忘れています。が、ここで「忘れてたんですね？」などと追及すると相手のプライドを傷つけることになるので気をつけましょう。

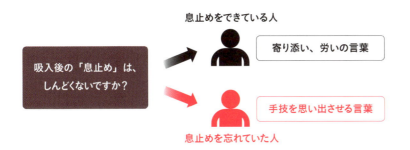

図 5-1　吸入後の「息止め」をしている人としていない人、どちらにも効果的なフレーズ

すが、吸入薬に関してはあまり有用ではない可能性があります[17]。これは、吸入薬に関しては"うっかり忘れる"のではなく、"なんらかの理由で意図的に中断してしまう"ことが多い、という背景が影響していると考えられます。患者さんは、この"なんらかの理由"[注10]について医師や薬剤師から議論されることを避けるために、当たり障りのない「忘れた」を理由にしがち[19]なため、それを真に受けて「忘れないようにリマインダーを使う」ということをやっても、見当外れになってしまうことがあります（図5-2）。

注10）小児では、旅行や外食などをきっかけに薬を中断し、そのままになってしまうケースも報告されています[18]。

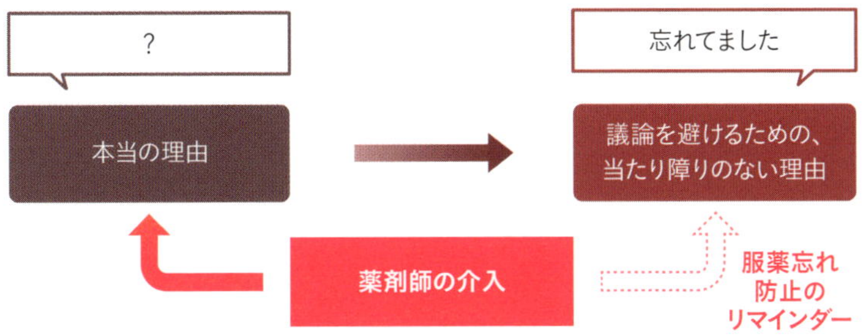

図 5-2　議論を避けるために使われる「忘れた」という理由

【参考文献】

1) N Engl J Med. 2000; 343: 332-336. PMID: 10922423
2) J Allergy Clin Immunol Pract. 2016; 4: 849-851. PMID: 27587318
3) Respir Med. 2013; 107: 1481-1490. PMID: 23643487
4) Curr Med Res Opin. 2014; 30: 1417-1425. PMID: 24666139
5) Respir Care. 2015; 60: 455-468. PMID: 25118311
6) Immunol Allergy Clin North Am. 2005; 25: 107-130. PMID: 15579367
7) N Engl J Med. 2012; 367: 904-1012. PMID: 22938716
8) Arch Dis Child. 1986; 61: 1049-1055. PMID: 3098185
9) Respir Med. 2014; 108: 358-365. PMID: 24209768
10) BMC Pulm Med. 2023; 23: 302. PMID: 37592263
11) Eur Respir J. 2017; 49: 1601794. PMID: 28182569

12) アレルギー. 2009; 58: 1521-1529.
13) Cochrane Database Syst Rev. 2017; 3: CD012286. PMID: 28288272
14) Respir Med. 2015; 109: 451-458. PMID: 25771037
15) Eur J Pharm Sci. 2017; 104: 145-149. PMID: 28389274
16) 日本呼吸ケア・リハビリテーション学会誌. 2008; 18: 236-241.
17) J Allergy Clin Immunol. 2014; 134: 1260-1268. e3. PMID: 25062783
18) アレルギー. 2021; 61: 959-969.
19) Patient Prefer Adherence. 2019; 13: 1325-1334. PMID: 31534319
20) Eur J Pharm Sci. 2017; 104: 145-149. PMID: 28389274

吸入薬の「乳糖」は、強い乳アレルギーのある患者さんに注意

　乳アレルギーの原因物質は、主にカゼインやラクトグロブリンといった乳タンパクです。そのため、乳アレルギーの人でも「乳糖（ラクトース）」そのものでアレルギーを起こすことはありません。しかし、乳糖は「乳漿（ホエイ）」を原料にして製造されることが多いため、出来上がった乳糖には不純物として微量の乳タンパクが含まれることがあります。

　この乳糖に含まれる微量の乳タンパクは、経口投与でアレルギーを起こすことは滅多にありません[1]が、特に吸入した場合にはアレルギーの原因になることがあります[2]。DPI（ドライパウダー定量吸入器）には、添加物として乳糖が含まれているため、注意が必要です。

【参考文献】
1) Allergol Int. 2017; 66: 248-264. PMID:28285847
2) J Allergy Clin Immunol. 2004; 113: 558-560. PMID:15007361

＼ 説明を組み立てよう ／

吸入薬、ちゃんと使えています
（※吸入薬はちゃんと使えていますか？ という質問に対して）

↓

ありがとうございます、それは良かったです。
ちなみに、吸入した後の「息止め」は、しんどくないですか？

→ **「しんどくはない」、「実践できている」という反応だった場合**[注11]
良かったです。実は、吸入した後に息を止めるのと止めないのとでは、肺に届く薬の量が2割も違ってくる可能性があります。この薬をより効果的に使うためにとても重要なことなので、是非これからも無理のない範囲で続けてくださいね。

注11）実践できている場合でも、「なぜ必要なのか」はときどき説明して、その行動を強化しておきましょう。

→ **「しんどい」、「実践できていない」という反応だった場合**[注12]
ですよね、しんどいですよね。「1秒」とかでも厳しいですか？

→ **「1秒でもしんどい」**
それは大変ですね……、この薬が少しでも効いてくれることを願っています[注13]。
☞ 無理強いはせず、コントロール状況が悪い場合は医師にトレーシングレポート等で情報共有を。
☞ コミュニケーションを遮断されている可能性もあるので、別の方法を探ります。

注12）息止めを「しんどい」と感じることそのものを否定したり矯正しようとしたりせず、まずはそのまま肯定して受け止めることが大切です。その上で、「1秒だけ」でもできないかを尋ねてみましょう。

注13）たとえば、「シムビコート」は添付文書で「吸入後の息止め」は指示されていません。どうしても息止めが困難な場合はこうした製剤を選ぶのも選択肢です（「シムビコート」も、5秒間の息止めで肺内薬物到達量は約25％増加します[20]）。

→ **「それくらいならできるかも」**
1秒だけでも息を止めることができれば、それだけ薬が奥まで届くようになって、高い効果も期待できるようになります。無理のない範囲で良いので、少し挑戦してみてください。

→ **「息止め」ってなんですか？ という反応だった場合**
薬を吸入した後は、3〜5秒ほど息を止めて、その後ゆっくりと息を吐き出してもらった方が、薬がきちんと肺にまで届くようになります。皆さん結構忘れがちなので、ときどき確認させていただいているのですが、薬の効果を十分に引き出すためには重要な手順なので、無理のない範囲で良いので今日から実践してみてください[注14]。

注14）「みんな忘れがち」だけど、これをやると"もっとお得"というニュアンスで伝えた方が良いこともあります。

☞ 「息止め」の方法を改めて尋ねられたら、ついでに吸入前に深く息を吐くことや、吸入中のデバイスの持ち方なども併せて再確認・再指導しましょう[注15]。

注15）ここまで来れば、薬剤師の「吸入指導」がしっかりと響くので、どさくさに紛れて「ちなみに〇〇は問題ないですか？」とほかの手技も色々確認してみるのも手です。

Q5. 吸入薬、ちゃんと使えています（※吸入薬はちゃんと使えていますか？ という質問に対して）

第2章 「いいですよ」とは言いづらい患者さんの"お願いごと"

> この湿布薬、よく効くね。旦那も腰が痛いみたいだから、分けてあげても良い？
> （最近、旦那が「腰痛い」ってうるさいのよねぇ）

> あっ、他人の薬を使うのはダメなので、やめてくださいね。
> （薬の不適切使用はやめるよう注意しないと！）

> あっ、そうだよね。本人しか使っちゃダメなのよね。
> （そりゃ良いとは言えないわよね、薬剤師さんに聞いちゃ悪かったわね）

> はい、すみません・・・。
> ちゃんと病院を受診してもらった方が良いと思います。
> （旦那さんの腰痛、なんとかしてあげたいけど・・・）

> そうよね、わかりました～。
> （良い薬だし、帰ったら分けてあげようっと）

薬剤師として仕事をしている以上、患者さんからの"お願いごと"をなんでも聞き入れるわけにはいきません。患者さんの要望をなんでも聞き入れることが、寄り添った対応になるとも限りません。しかし、だからといって「ダメ」と言うだけでは、融通の利かない、冷たい対応をしているという印象を持たれてしまうことがあります。場合によっては、医師や薬剤師に"黙ってやってしまう"こともあります。その"お願いごと"を聞き入れられない理由をはっきりと説明するとともに、患者さんが抱える困りごとを別の方法で解決することができないか、色々な「代替案」も提示する必要があります。

Q.6 家族が使っている湿布薬、もらっても良い？

 薬剤師の説明で防ごう
- ☑ "たかが湿布薬"と油断した使い方をしてしまうこと
- ☑ 副作用被害救済制度の対象外となる"処方薬の使い回し"をしてしまうこと
- ☑ 薬剤師は"正論"を述べるだけで有益なことは教えてくれない、と思われてしまうこと

 押さえておきたいポイント
- ☑ 他人の薬を使った場合、もし大きな副作用が起きても「副作用被害救済制度」の対象外になる
- ☑ "たかが湿布薬"と思われがちだが、湿布薬も使い方によっては色々なリスクがある
- ☑ 「家族の湿布薬をもらう」は、患者さんなりに考えた"問題の解決策"の１つ

説明を始める前に
まずは、この質問が出てくる背景や事情を考えよう

　「家族が使っていてよく効いていそうな薬」であれば、自分に似た症状があるときに「分けてもらおう」と考えるのも無理はありません。しかし、病院で処方された薬は、たとえ家族や親しい友人であっても、他人が使うことはできません。このとき、薬剤師から「ダメ」とだけ言われても、「そういうルールはあるかもしれないけど、まあ湿布薬くらいなら良いよね」と聞き流されてしまう恐れもあります。場合によっては、「薬剤師は正論を言うだけで、結局何も有益なことを教えてくれない」と幻滅されてしまうかもしれません[注1)]。そのため、「こうした行為にはどんなデメリットがあるのか」を理解してもらった上で、患者さんが抱えている問題をどうすれば解決できるのか、具体的な代替案も提示するところまで視野に入れて考える必要があります。

注1）薬剤師によるこうした声掛けや注意喚起は、本来は患者さんの不利益を防ぐためのものですが、その意図がきちんと伝わらないと「ケチケチしている」といった印象を抱かれてしまうこともあります。

考えるポイント
①「他人の薬」を流用することのリスク・デメリット

　病院で処方される薬は、その病院を受診した際の本人の状況に合わせて選ばれた薬のため、"処方された本人"以外の人間が使うことはできませ

ん。たとえ家族や友人であっても、年齢や性別、体質、持病、職業、生活習慣が異なりますし、そもそも"似たような症状"であっても"全く異なる病気"であることも珍しくありません。そのため、「あのとき自分に適していた薬」が「今の家族や友人にも適した薬」であるとは限りません。場合によっては、親切心から分けてあげた薬によって、家族や友人が思わぬ健康被害を受けてしまう可能性もあります。さらに、薬を使っていて入院が必要なほどの大きな副作用が起きた場合、通常は「医薬品副作用被害救済制度」の補償を受けることができますが、"他人の薬"を使うという不適切な使い方をしていて起きた副作用は、基本的にこの補償の対象にはなりません注2）（図6-1）1)。

注2) ほかにも、副作用が軽度なもの、救命のためにやむを得ず緊急に薬を用いたもの、抗がん剤や免疫抑制薬といった特定の薬剤によるものは対象外になります。また、予防接種による副反応には、「予防接種健康被害救済制度」という別の制度があります。

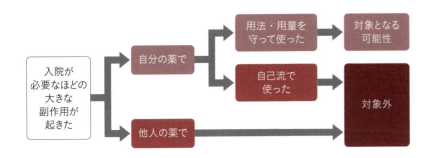

図6-1　医薬品副作用被害救済制度の基本的な対象

つまり、「他人の薬を使う」ことには、「①その薬が合っていない可能性がある」と「②もし大きな副作用が起きても補償されない」という2つの現実的なリスク・デメリットがあることになります。これはリスク回避・リスク管理の両面から、患者さん本人にとっても非常に良くない選択と言えます。

患者さんからこの質問をされて、「良いですよ」と答える薬剤師はいないと思いますが、ただ「ダメです」と答えるだけでは、「薬剤師だから"良い"とは言えないだけだろう」と聞き流されてしまう恐れもあります。なぜダメなのか、なぜやめた方が良いと言えるのか、その理由もしっかりと理解してもらえるような説明が必要です。

特に「湿布薬」は油断して使われている

「湿布薬」であれば、病院で処方された薬であっても他人と譲渡・譲受しても問題ない、と考えている人が6割以上を占める2) という調査結果があります。しかし、「ロキソプロフェン」や「ジクロフェナク」、「ケトプロフェン」といったNSAIDsの外用薬は、妊娠後期の女性注3)やアスピリン喘息の人には使えないほか、薬を使った部位に直射日光が当たると強

注3)「ケトプロフェン」の外用薬が添付文書上も「妊娠後期は禁忌」になったのは、2014年3月からです（外用薬でも、内服薬と同様の「胎児動脈管収縮」の報告があったため）。

い皮膚炎を起こす（光線過敏症）[注4] 恐れもあります。通常、薬を処方・調剤される際には、こうしたリスクについて医師や薬剤師から確認・説明がありますが、家族や友人から薬を譲り受ける場合にはこれらの注意喚起は漏れがちです。そのため、「貼り薬だったら大丈夫そう」と勘違いして妊娠中に使ってしまったり、あるいは光線過敏症という副作用を知らず[注5]に、真夏に露出している首へ貼ったまま屋外で活動してしまったり……といった危険な使い方をしてしまうことが多発します。

また、「湿布薬」はどれも中身が同じ（主薬に違いはない）だと思っている人が半数以上だという報告[4]もあります。こうした勘違いによって、実際に家族に処方されていたオピオイド製剤を流用し、オピオイド中毒を起こして入院[5]、死亡[6]した事例なども報告されています。

このように、特に「湿布薬」に関しては、多くの人が"たかが貼り薬"と油断して扱っている実情があります。それだけ身近な薬だという面もありますが、こうした認識で薬を扱うのは非常に危険なため、きちんと説明・注意喚起をしていく必要があります。

②「家族の湿布薬をもらう」以外に、患者さんの抱える問題を解決できる方法を考える

こういう質問を受けると、薬剤師はつい「他人の薬を使ってはダメ」という話に終始してしまいがちです。ダメなものをダメとはっきり述べるのは、薬剤師として非常に正しい対応ではあるのですが、ここではもう1つ別の視点も考えてみます。

そもそも、この患者さんはどうして「家族の湿布薬をもらう」という行動に出ようと考えたのでしょうか。恐らくそこには、たとえば"自分も腰の痛みで困っている"といった事情があるはずです。つまり、「家族の湿布薬をもらう」という行為は、この問題解決のために患者さんが自分なりに考えた解決策（手段）の1つであって、それ自体が本当に求めるもの（目的）ではない、というところがポイントです（図6-2）。

[注4] 光線過敏症の副作用は「ケトプロフェン」製剤で有名ですが、「インドメタシン」や「フェルビナク」といったその他の外用NSAIDs製剤でもほぼ同程度の割合で報告されています[3]。

[注5] 文献2の調査(2006)では、光線過敏症という副作用を知っているのは、外来患者のわずか13.3%だった、とされています。

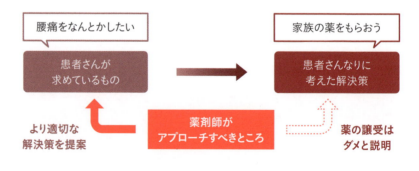

図6-2 薬剤師がアプローチすべきポイント

であれば、薬剤師は「他人の薬を使ってはダメ」で話を終えてしまうのではなく、どうすれば患者さんが求めているもの（目的）を達成できるのかを一緒に考える必要があります。薬剤師として、「家族の湿布薬をもらう」という方法にOKは出せなくても、「腰痛をなんとかしたい」という要望には応えられる可能性は大いにあるはずです。

具体的には、そもそも腰の痛みはどういったものなのか、病院を受診した方が良いものではないかを確認することはもちろんですが、たとえば外用の鎮痛消炎薬には、医療用医薬品と全く同一のOTC医薬品もたくさんあります（表6-1）ので、これを提案するのも1つの案になります。鎮痛効果は「ジクロフェナク」がやや優れているとされています[7,8]が、そこまで大きな差ではありませんので、もし同一のものがなくても"ほぼ同等のもの"として提案しても良いと思います[注6]。

表6-1　主な鎮痛消炎薬（貼付剤）の販売状況

成分	医療用医薬品	OTC医薬品	OTC医薬品の商品例（貼付剤）
ジクロフェナク	○	○	ボルタレンEXテープ、フェイタスZシップ冷感
ロキソプロフェン	○	○	ロキソニンSテープ、ロキソニンSパップ
フェルビナク	○	○	フェイタス5.0、フェイタス5.0温感
インドメタシン	○	○	バンテリンコーワパップS
ケトプロフェン	○	○	オムニードケトプロフェンパップ
フルルビプロフェン	○	—	—
エスフルルビプロフェン[注7]	○	—	—
サリチル酸メチル[注8]	○	○	サロンパス、ハリックス55EX冷感A

注6) OTC医薬品は、家族等で共有することも元から想定されているため、購入者の家族が使った場合でも"不適切な使用"になることはありません。ただし、そのぶん販売時には「購入者のほかに、誰が使う可能性があるか？」も踏まえ、たとえば若い男性に鎮痛消炎薬を販売する場合でも、「配偶者が使うかもしれない」、「子どもに流用してしまうかもしれない」といったことまで念頭において商品選びをする必要があります。

注7)「エスフルルビプロフェン」の貼付剤は、2枚貼ると「フルルビプロフェン」40mgを1日3回内服した場合と同等の血中濃度になります[9]。

注8)「サリチル酸メチル」は、効果はやさしめですが、妊娠中やアスピリン喘息の人でも使えるほか、光線過敏症などのリスクも特に報告されていないなど、副作用をあまり心配せず使える製剤です[10]。

【参考文献】
1) 医薬品医療機器総合機構. 医薬品副作用被害救済制度に関するQ&A.
2) 医薬品情報学. 2020; 22: 30-34.
3) 医薬品・医療機器等安全性情報. No.276 2011年1月.
4) 医療薬学. 2006; 32: 1059-1064.
5) Case Rep Crit Care. 2013; 2013: 154143. PMID: 24829815
6) Int J Legal Med. 2015; 129: 1247-1252. PMID: 26055040
7) Br J Sports Med. 2018; 52: 642-650. PMID: 29436380
8) Cochrane Database Syst Rev. 2015; 2015: CD007402. PMID: 26068955
9) ロコアテープインタビューフォーム.
10) J Altern Complement Med. 2014; 20: 219-220. PMID: 24116881
11) J Am Dent Assoc. 2007; 138: 74-79. PMID: 17197405

＼ 説明を組み立てよう ／

家族が使っている湿布薬、もらっても良い？

↓

腰か肩か、どこか痛むのですか？
（どんなときに、どのように痛むのかを詳しく聞き取ります）注9)

病院受診を勧めた方が良い痛み方をしている
- ☑ 安静にしていても痛む、夜中に目が覚めるほど痛い。
- ☑ 時間経過によって楽になっていない、むしろどんどん痛みが悪化してきている。
- ☑ 痛む場所がハッキリしない、強く押してみても痛みが悪化しない（放散痛）注10)。
- ☑ ビリビリと電気が走る、チリチリと灼けるように痛む、足やお尻の感覚がなくなっている。

☞こうした痛み方をしている場合には、通常の湿布薬で対処できない内臓疾患や神経障害である可能性があるため、病院受診を勧める必要があります。

病院で処方された薬をほかの人が使った場合、もし大きな副作用に見舞われても、補償を一切受けられません。万が一の時のことを考えると、「ご家族の薬を使う」というのは、避けてもらった方が良いです。

家族が「よく効く」とオススメの湿布薬だから…
その湿布薬と、全く同じ/ほぼ同等の湿布薬が市販薬にもあるので、そちらを使ってみるのはどうでしょうか？
☞市販薬は「副作用被害救済制度」の対象になることも説明します。

病院へ行くほどじゃないんだよね…
病院で処方される湿布薬とドラッグストアで購入できる湿布薬で、実はほとんど違いはありません。病院へ行かなくても、全く同じ/ほぼ同等の湿布薬は買えますので、そちらで少し様子を見てみてはどうでしょうか。

家族の薬を、既に使ってしまっていた場合
その湿布薬、どうでした？ よく効きました？注11)

- ☑ よく効いた場合：「良かったです」と共感しつつ、その方法はあまり得策ではないことを伝える流れに。
- ☑ あまり効かなかった場合：病院受診を勧める流れに。

注9）「ダメです」と言いたくなる気持ちを抑えて、いったん患者さんがなぜ湿布薬を使おうとしているのか、その背景に潜む問題を探るひとことを挟み、薬剤師が"問題解決に対する味方"であることを態度で示します。

注10）心筋梗塞でも「胸の痛み」ではなく、肩や首・顎などに漠然とした痛み（放散痛）として感じることがあります11)。

注11）既に家族の薬を使ってしまっていた場合でも、その是非は一旦棚上げし、まずは「効いたかどうか」を優先することで、自分は「正論を述べる薬剤師」ではなく「あなたの体調を気遣う薬剤師」であることをアピールしましょう。

Q7. 余った薬を返品するので、返金してもらえないか？

薬剤師の説明で防ごう
- ☑ 処方された薬を薬局に返品すればお金を返してもらえる、という間違った認識を与えてしまうこと
- ☑ 薬が余っている＝きちんと治療ができていない状態がそのまま続いてしまうこと
- ☑ 余った薬を自己判断で家族や友人・知人に譲渡してしまうこと

押さえておきたいポイント
- ☑ 薬剤の支給は、健康保険法上の「療養の給付」なので、返品や返金できる性質のものではない
- ☑ 薬が余る事情を探り、服薬アドヒアランスの改善も試みる必要がある
- ☑ 「余った薬は家族や友人に有効活用してもらおう」と考えてしまう人は意外と多い

説明を始める前に
まずは、この質問が出てくる背景や事情を考えよう

　薬を処方してもらったけど使わなかった、その薬を使い切る前に良くなった……、そんなケースはいくらでも起こります。このとき、場合によっては薬局に返金を求めて来られることもありますが、「薬がもったいないから再利用してほしい」という考えによるものなのか、「不要な薬まで渡されたことに対する不満」によるものなのか、根底にある感情によって適した対応はやや異なってきます。しかし、いずれにせよ返金には応じられないこと、その余った薬を他人に譲り渡すのはしてはいけないということを、きちんと理解してもらえるように対応する必要があります。

考えるポイント
① 調剤済みの医薬品は返品・返金できるか？

　処方箋に基づいて薬を調剤する行為は、健康保険法第六十三条で定める「療養の給付」にあたるものですが、これは医薬品の売買ではなく、診察や治療行為と同じ"治療の一部"という位置づけにあります。既に行われた診察や診断、治療をさかのぼってなかったことにできないのと同様、「療養の給付」として調剤した薬も返品・返金ができる性質のものではありません。

療養の給付[1]

> 健康保険の被保険者が業務以外の事由により病気やケガをしたときに、健康保険を使って治療を受けること。
>
> a．診察
> b．薬剤または治療材料の支給
> c．処置・手術その他の治療
> d．在宅で療養する上での管理、その療養のための世話、その他の看護
> e．病院・診療所への入院、その療養のための世話、その他の看護

一般的な買い物では、商品が未開封で、かつレシートがあるなどの条件が揃えば返品・返金が可能なものがあります。そのため、薬局でもらった薬に関してもこれと同じだと考えてしまうのも無理はありませんが、保険調剤にこの考え方は当てはまりません。これは薬局がいじわるだとか、融通が利かないとかいう話ではなく、法律上の話になりますので、お願いをされても応えることはできません。

定期薬であれば「残薬調整」ができる

このとき、余っている薬が"定期的に使っている薬"であれば、次回の調剤時に余っている分だけ少なく渡す、という対応で残薬調整することが可能です。患者さんが「余った薬がもったいないから再利用してほしい」、「少しでも薬代を安くしたい」という思いから薬の返品・返金を申し出ていた場合には、たとえ返品・返金には応じられなくても、この残薬調整が良い代替案になります。具体的に何の薬がどのくらい余っているのかがわからない場合には、お薬手帳などに余っている薬の数を記入して[注1]次回に持参してもらうよう伝えると、より良いでしょう。なお、処方箋の備考欄に「残薬調整後の報告可」と記載してもらうことで、残薬調整に関する疑義照会を事後報告で済ませることも可能です[2]。

ただし、あまり頻繁に飲み忘れている場合には、その薬の意義を改めて説明する、飲み忘れが少なくなる薬へ変更するなどの対応も考える必要があります（表7-1）。たとえば降圧薬やスタチンなどの薬では8割以上飲めているかどうかで心血管イベントの発生率に差がある[3,4]、DOAC（直接経口抗凝固薬）では服薬アドヒアランスの低下と脳卒中の発生が関連する[5]、パーキンソン病の治療薬では飲み忘れが多いと入院や緊急受診のリスクが高くなる[6]など、多くの薬は服薬状況の悪化はそのまま重要なアウトカムに直結するからです。

注1）「お薬手帳」には勝手に何かを記入してはいけないと誤解している患者さんは多いです。

表7-1 飲み忘れを少なくするために考えられる対策の例

☑	1日の服薬回数がなるべく少ない薬にする 注2)7-9)
☑	配合薬に切り替えて錠数を減らす 10)
☑	副作用についての不安を解消する 11,12)

② "余った薬"を自己判断で流用することのリスク

"余った薬"を返品・返金できないとなると、物を大切にする人ほど、「じゃあこの薬は誰かに有効活用してもらおう」と考え、家族や友人・知人に薬を譲ったりしてしまいがちです。しかし、処方された薬というのは、そのときのその患者さん本人の状況に合わせて選ばれたものです。似たような症状で困っている人がいたとしても、その人に同じ薬が適しているとは限りません。特に、他人の薬を使って起きたものは「医薬品副作用被害救済制度」の対象にもなりません 13) ので、余った薬を他人に譲るという行為 注3) は、たとえ家族や友人相手であっても避けてもらう必要があります（→Q6）。

また、残薬となっていた「麻薬」の貼付剤を、患者家族が普通の湿布薬や絆創膏と間違えて流用したことで起きた入院例 15)・死亡例 注4)16) は多く報告されています。扱いに注意が必要な医薬品に関しては薬局できちんと回収を行うなど、残薬の扱いには十分な注意が必要です。

注2) ほかにも、1日1回の薬よりも週1回 8) や月1回 9) の薬に切り替えることで、服薬アドヒアランスを高く維持できることがあります。ただし、人によっては月1回の服用は習慣づきにくく、カレンダー等に記載しておかないと服薬を忘れてしまうケースもあります。

注3) 処方された薬の譲受について、湿布薬では62％、風邪の薬では17％、睡眠薬ですら3％の人が「問題ない」という認識をしている、という報告があります 14)。

注4) 祖母がケガをした2歳の孫に"絆創膏代わり"と思って「フェンタニルパッチ」を貼り、オピオイド中毒で死亡した痛ましい事例です。

【参考文献】
1) 健康保険法 第六十三条（療養の給付）.
2) 平成30年度診療報酬改定．残薬調整に係る取扱い．
3) Eur Heart J. 2013; 34: 2940-2948. PMID: 23907142
4) Hypertension. 2016; 67: 506-512. PMID: 26865198
5) BMC Cardiovasc Disord. 2019; 19: 64. PMID: 30890131
6) Value Health. 2014; 17: 196-204. PMID: 24636377
7) Clin Ther. 2001; 23: 1296-1310. PMID: 11558866
8) Diabetes Metab Syndr Obes. 2016; 9: 201-205. PMID: 27418849
9) Osteoporos Int. 2014; 25: 2245-2253. PMID: 24899103
10) Hypertension. 2010; 55: 399-407. PMID: 20026768
11) J Clin Psychopharmacol. 2007; 27: 451-458. PMID: 17873676
12) Patient Prefer Adherence. 2014; 8: 593-601. PMID: 24812495
13) 医薬品医療機器総合機構．医薬品副作用被害救済制度に関するQ&A．
14) 医薬品情報学．2020; 22: 30-34.
15) Int J Legal Med. 2015; 129: 1247-1252. PMID: 26055040
16) Case Rep Crit Care. 2013; 2013: 154143. PMID: 24829815

説明を組み立てよう

余った薬を返品するので、返金してもらえないか?

↓

薬を使ってなくて大丈夫でした? 薬は飲みづらかったりしましたか?^{注5)}

注5) いきなり「できません」と拒絶したり、最初から「どの薬ですか?」と事務的な対応に進んでしまうと、冷たい印象を与えてしまいます。そこで、「使うべき薬」を使っていなかったことによって何か体調に異変がなかったかどうか? を心配するひとことをまず挟むと、「薬剤師はあなたの味方ですよ」というスタンスを示すことができます。

↓

なるほど、△△という事情で薬が余ってしまったのですね。具体的には、どの薬が余っていますか?

→ **生命や QOL に大きく関わるような薬が、たくさん余っている場合**
ご提示ありがとうございます、これは〇〇さんにとってすごく大事な薬なので、一度先生と情報共有して、今後の方針を相談させていただいても良いでしょうか。
☞ 聞き取った患者さんの"事情"を医師にも共有し、治療方針を再検討します。

↓

申し訳ないのですが、処方箋に基づいてお渡しした薬は、健康保険の性質から返品・返金にお応えすることはできないのです。

→ **普段から定期的に使っている薬の場合**
ただ、この薬は今もずっと続けて使っておられるものなので、今回(もしくは次回お渡しする際に)、余っている分を差し引いた量でお渡しする、ということはできます。余っている薬も無駄にならないですし、薬代も少し安くなりますので、いかがでしょうか^{注6)}。

注6) もしお薬手帳を持っていない患者さんであれば、この「残薬調整」を機に新しく作成してもらうのも良いかもしれません。

→ **今後、使う可能性が低い薬の場合**
返金はできないのですが、間違って使ってしまったり、ほかの人が使ってしまったりすると危ないので、今回は薬局で回収して処分させていただいてもよろしいでしょうか。

↓

要らない薬を処方されたことに対して不満がある^{注7)}
お薬代もお支払いいただいているのに、そのお薬が無駄になってしまうというお気持ちはわかります。返金対応はできないのですが、今回お伝えいただいた情報をもとに、薬局ではさらに〇〇さんの治療がより良い方向に向かうようにお手伝いさせていただきます。他院の薬や市販薬のことでも、気になることはお気軽にご連絡くださいね。

注7) まずは、患者さんの不満を受け止めるコメントが必須。その上で、「お金の面では損をしたけれど、薬局や薬剤師と関わることによる別の価値に気づいて少し得をした気持ち」で帰ってもらうためには、このように薬局薬剤師の職能を PR しても良いと思います。

Q8. 「ワルファリン」を飲んでいるときは、「納豆」はちょっとだけでもダメ？

薬剤師の説明で防ごう

- ☑ 「ちょっとならOK」と思われて、納豆を食べてしまうこと
- ☑ 安易な注意喚起や薬の変更によって、身体的・経済的負担を大きくしてしまうこと

👍 押さえておきたいポイント

- ☑ 納豆は、ほんの10gだけでも、「ワルファリン」の作用に影響する可能性がある（通常1パックは40〜50g）
- ☑ 納豆菌は体内に長くとどまってビタミンKを作るため、摂取から72時間経っても凝固能に影響する可能性がある
- ☑ 半減期の短いDOAC（直接経口抗凝固薬）への変更には、デメリットもある

説明を始める前に

まずは、この質問が出てくる背景や事情を考えよう

抗凝固薬の「ワルファリン」を服用している患者さんは、最初から「納豆を食べてはいけない」と指導されているはずです。にも関わらずこの質問をしてくるということは、家族や友人から「ちょっとくらいなら大丈夫なんじゃないの？」と言われたことでその認識が揺らいでいる、あるいは、テレビなどで納豆の話題を見て物凄く食べたくなってしまった、などの可能性が考えられます。

確かに、薬の相互作用リスクの中には、"ちょっとくらいなら大丈夫"なものもたくさんありますし、食事制限は生活への影響も小さくありません。そのため、できるだけ患者さんの希望に寄り添って、不必要な食事制限をしないように心掛けることは大切ですが、「ワルファリン」と「納豆」の組み合わせは本当に"ちょっとくらいなら大丈夫"なのか、そのリスクを具体的に知った上で対応を考える必要があります。

考えるポイント

① ワルファリンと納豆の相互作用リスクは？

　ビタミンKに拮抗することで効果を発揮する「ワルファリン」は、ビタミンKを豊富に含む食品（例：納豆、クロレラ、青汁など）を摂取することで、その抗凝固作用が減弱することが知られています。そのため「ワルファリン」を服用中の患者さんは、こうしたビタミンKを豊富に含む食品やサプリメントなどの摂取を厳密に制限する必要があります[注1)]。

　特に「納豆」の場合は、食品そのものにビタミンKが豊富に含まれているだけでなく、体内に取り込まれた納豆菌がビタミンKを持続的に産生し続けます[注2)]。そのため、ごく少量の納豆を食べただけでも血液凝固能は長時間にわたって影響を受け続ける[2)]可能性があります。実際、通常の1パックの1/4～1/5程度である10gというごく少量の納豆であっても、一度食べると血中のビタミンK濃度は2～4倍に上昇し、その影響は少なくとも48時間は続くことが確認されている[3)]など、影響は小さくありません。

　納豆を食べることで実際の治療効果や予後へどのくらい影響するのかは明らかになっていませんが、こうした報告を踏まえると、「納豆は少しくらいであれば大丈夫」とは言えない、と考えるのが妥当でしょう。

「緑黄色野菜」も避けた方が良いか？

　緑黄色野菜には、ビタミンKが豊富に含まれるものがあります（表8-1）[4)]。そのため、"特定の緑黄色野菜ばかりを毎食のように大量に摂取するような食事"をしていると、「ワルファリン」との相互作用も無視できなくなってくる可能性があります。しかし、緑黄色野菜はバランスのとれた食事に欠かせないものです。安易に薬剤師がリスクを口にすると、食事のバランスが崩れ、かえって体調を悪化させることにも繋がりかねません。

　たとえば、ビタミンKが豊富な野菜をたくさん（ビタミンKとして250～500μg程度）摂取しても、それが1回であれば「ワルファリン」の作用には影響しなかったものの、その食事を1週間続けていると用量調節が必要になるほどの影響が現れてきた、という報告があります[5)]。そのため、極端に偏った食事を続けてしまうことに注意する、といった伝え方が大事です。

注1) インターネットで販売されている健康食品を対象にした調査では、ビタミンKを含有する健康食品35商品中、パッケージにも「ビタミンKの含有」が明記されていたのはわずか2商品のみだった、という報告があります[1)]。

注2)「ガードコーワ整腸剤α3+」や「パンラクミンプラス」のように、納豆菌を配合した整腸剤にも注意が必要かもしれません。

表 8-1 ビタミン K を豊富に含む食品の例

食品名	100 g あたりの含有量（μg）
抹茶	2,900 〜 4,000
いわのり	1,700
青汁	1,500
納豆[注3]	590 〜 930
パセリ（生）	850
バジル（乾燥粉末）	820
しそ	690
モロヘイヤ	450 〜 640
ほうれんそう	370 〜 510
よもぎ	380
ブロッコリー	380

文部科学省．日本食品標準成分表 2020 年版（八訂）．より引用

注3）「味噌」は「納豆」と同じ大豆の発酵食品ですが、納豆菌ではなく麹菌によって作られるもので、ビタミン K はほとんど含まれません。なお、「豆腐」は豆乳をにがりで凝固させたもので、製造に発酵工程はありません。

②「納豆を食べたい」を理由に DOAC へ変更するのは妥当か？

　「ワルファリン」を服用している人から「納豆を食べたい」と相談された場合、1 つ選択肢になるのが、薬を「DOAC」へ変更する、という方法です。「DOAC」はビタミン K と拮抗して効果を発揮するわけではないため、「納豆」を食べても影響は受けないからです。特に、最近は「DOAC」が「ワルファリン」に比べて有効性や安全性の面でやや優れる傾向にあるという報告[6,7]もあり、治療面でも良い効果を期待できます。

　ただし、ここで注意したいのは、「DOAC」が"あらゆる点で「ワルファリン」よりも優れた薬"ではない、という点です[注4]。たとえば、「ワルファリン」は半減期が 55 〜 133 時間と、比較的長いのが特徴です[9]。そのため、基本的に毎日規則正しく服用できていれば、1 回くらい薬を飲み忘れたとしても、血中濃度はそこまで大きく変動しません。一方、「DOAC」の半減期は 5 〜 20 時間程度と比較的短く、飲み忘れの影響は「ワルファリン」よりも大きく現れます。特に、「エドキサバン」や「リバーロキサバン」といった 1 日 1 回の薬を 1 回飲み忘れた場合、1 日 2 回の薬を 2 〜 3 回連続で飲み忘れたことに匹敵するほど、血中濃度は低下します[10]。そのため、薬の飲み忘れが多い人の場合、半減期の長い「ワルファリン」の方が安全かつ効果的に治療を続けられる可能性があります。

　ほかにも、「DOAC」は「ワルファリン」のように PT-INR の値で薬の効き具合を客観的に評価することはできません。また、「DOAC」は「ワルファリン」と比べると薬価は高額ですが、長期にわたって続ける必要のある抗凝固療法において、この違いは人によっては大きな問題になります（表 8-2）。

注4）ワルファリンと同じビタミン K 拮抗薬で治療中の虚弱高齢者（平均 83 歳）を対象にした研究では、DOAC への変更によって塞栓症は減らず（HR=1.26 [95%CI: 0.60-2.61]）、出血イベントだけが増えた（HR=1.69 [95%CI: 1.23-2.32]）、という報告もあります[8]。

表 8-2 「ワルファリン」と「DOAC」の比較（2024 年改訂時）

薬剤名	一般名	半減期	薬価		
ワーファリン	ワルファリン	55.0 ～ 133.0 時間	9.80 (0.5 mg)	9.80 (1 mg)	10.10 (5 mg)
プラザキサ	ダビガトラン	10.7 ～ 13.4 時間	127.00 (75mg)	224.60 (110mg)	
イグザレルト	リバーロキサバン	5.7 ～ 12.6 時間	342.90 (10 mg)	476.40 (15 mg)	
エリキュース	アピキサバン	6.12 ～ 8.11 時間	117.50 (2.5 mg)	212.30 (5 mg)	
リクシアナ	エドキサバン	4.9 ～ 19.2 時間	224.70 (15 mg)	441.30 (30 mg)	416.80 (60 mg)

注5)「ワルファリン」と「DOAC」では、そもそも適応症も異なる点に注意が必要です（例：DOAC は非弁膜症性心房細動や静脈血栓症が基本）。

　これらのことから、「納豆を食べられる」という理由だけで安易に「DOAC」への変更を提案[注5]するのは、やや早計かもしれません。適応症の違い、基礎疾患や年齢、腎機能などによる有効性・安全性の違い、患者さんの日頃の服薬アドヒアランス、経済状況などから、薬を変更した場合の影響をしっかりと確認した上で検討する必要があります。

【参考文献】
1) 医学と薬学. 2004; 51: 343-345.
2) Artery. 1990; 17: 189-201. PMID: 2360879
3) 日本血栓止血学会誌. 1996; 7: 239-243.
4) 文部科学省. 日本食品標準成分表 2020 年版（八訂）.
5) Acta Med Scand. 1986; 220: 347-350. PMID: 3541503
6) Cochrane Database Syst Rev. 2019; 12: CD013252. PMID: 31858590
7) BMJ. 2017; 359: j5058. PMID: 29183961
8) Circulation. 2024; 149: 279-289. PMID: 37634130
9) ワルファリン錠 添付文書.
10) Europace. 2015; 17: 514-523. PMID: 25694538

＼ 説明を組み立てよう ／

「ワルファリン」を飲んでいるときは、「納豆」はちょっとだけでもダメ？

↓

そうですね、お薬の効果をきちんと得るためには避けてもらわないといけないのですが、食べたくなりましたか？

家族や知人から、「ちょっとくらいなら平気では？」と言われた
なるほど。まず、〇〇さんが飲んでいる「ワルファリン」の効果は、ちょっとくらいの納豆でも大きな影響を受けてしまう可能性があります。たとえば……。

ずっと我慢してきたが、先日テレビで見て食べたくなった
これまでしっかりと我慢してこられたのですね、素晴らしいです。大変だったと思います。でも、こうやって相談をしていただいて良かったです。実は、納豆を食べるのは、〇〇さんの身体にとって大きなリスクとなってしまうのです。具体的には……。

実は先日、食べてしまった[注6]
大事な情報、教えていただきありがとうございます。
 最低3日間は血液凝固能に影響し続けることを踏まえて、今後の対応を医師と相談。

↓

ワルファリンと納豆の相互作用について説明
10g 程度でも、最低2～3日の間は血液凝固能に影響し続けてしまう。
 1パックの1/4程度の少量であっても「大丈夫」とは言えない[注7]。

どうしても「納豆」を食べたい!![注8]
今使っている「ワルファリン」を新しい薬に変えることができれば、治療を続けながら「納豆」も食べられる、という両立を目指すこともできます。ただ、誰でもこの新しい薬に変えられるわけではありませんし、今の薬よりも値段がかなり高くなったり、1回の飲み忘れでもシビアに治療に影響したりというデメリットもあります。

↓

問題がなさそうであれば、DOAC への変更を提案してみても良い
適応症の違い、基礎疾患や年齢、腎機能などによる有効性・安全性の差のデータ、患者さんの服薬アドヒアランスや経済状況、希望の強さも踏まえて医師に情報共有。

注6）実は「事後確認」の可能性もあります。こういった場合は、次からも大事な情報を教えてもらえるように、過去の行動を責めるのではなく、「教えてくれたこと」に対してポジティブな返答をすることが大切です。

注7）「ちょっと」という言葉では、薬剤師と患者さんとで全く違う量を想像している可能性がありますので、具体的な量で確認する必要があります。

注8）「ごはんが進む食材」を求めているのであれば、納豆以外にどんなものが旬で美味しいか、ポジティブな提案もできるとより〇。

Q.9 子どもの中耳炎に処方されている「クラバモックス」、美味しくて飲みやすい抗菌薬に変えてもらえませんか？

薬剤師の説明で防ごう
- ☑ 「抗菌薬は美味しさや飲みやすさで選んで良い」と誤解されること
- ☑ 飲みにくさから服薬を諦めて、治療を失敗してしまうこと

押さえておきたいポイント
- ☑ 子どもの中耳炎治療では、ペニシリン系の抗菌薬が第一選択
- ☑ 第3世代セフェム系の抗菌薬には美味しくて飲みやすい製剤が多いが、耐性菌や低カルニチン血症のリスクから安易に使えるものではない

説明を始める前に

まずは、この質問が出てくる背景や事情を考えよう

　子どもに薬を飲ませるのは、とても苦労します。そのため、すんなりと飲んでくれる"美味しい薬"が見つかれば、それは親御さんにとって非常に助かるものです。「今度からも、この薬を処方してもらおう」と考えるのも、ごく自然な流れです。しかし抗菌薬治療を考える上で、"美味しい薬"が本当にその子どもにとって最適な薬かどうかは、別の話です。患者さんの要望を簡単に聞き入れて「じゃあ飲みやすい薬に変えてもらいましょう」と疑義照会するのが、本当に薬剤師として"やさしい対応"と言えるのか、冷静に考える必要があります。

考えるポイント

① 子どもの中耳炎治療の第一選択薬は？

　急性中耳炎は子どもが罹りやすい感染症ですが、発熱や耳の痛みといったつらい症状が現れるほか、一時的に耳が聞こえにくくなることもあります。そのため、解熱鎮痛薬で熱や痛みを和らげたり[1]、あるいは原因となっている細菌を抗菌薬で退治したり[2]、といった薬物治療を行うことがあり

ます。

　このとき、子どもの急性中耳炎の原因菌の4割近くはインフルエンザ菌（H.influenzae）で、次に肺炎球菌（S.pneumoniae）やモラクセラ・カタラーリス（M.catarrhalis）が続き、これらで半数以上を占めます[3]。そのため、経口の抗菌薬を使うのであれば、これらの菌に効果のあるペニシリン系の「アモキシシリン」製剤（AMPC または CVA/AMPC）が第一選択になります（表9-1）[4]。

表9-1　小児の急性中耳炎に対する抗菌薬の選び方

	軽症	中等症	重症
最初の選択肢	（3日間の経過観察）[注1]	AMPC（高用量）	AMPC（高用量）＊ CVA/AMPC＊ CDTR-PI（高用量）＊
次の選択肢	AMPC	CVA/AMPC CDTR-PI（高用量） AMPC（高用量）＊	CVA/AMPC＊ CDTR-PI（高用量）＊ TBPM-PI＊ TFLX＊
その次の選択肢	AMPC（高用量） CVA/AMPC CDTR-PI	CVA/AMPC＊ CDTR-PI（高用量）＊ TBPM-PI＊ TFLX＊	TBPM-PI（高用量）＊ TFLX＊ ABPC点滴静注 CTRX点滴静注

AMPC：アモキシシリン、CVA/AMPC：クラブラン酸／アモキシシリン、CDTR-PI：セフジトレン - ピボキシル、TBPM-PI：テビペネム - ピボキシル、TFLX：トスフロキサシン、ABPC：アンピシリン、CTRX：セフトリアキソン
＊：鼓膜切開の併用

日本小児耳鼻咽喉科学会．小児急性中耳炎診療ガイドライン2018年版．より引用

　ところが日本では、小児の急性中耳炎には第3世代セフェム系の抗菌薬が最も多く使われており、ペニシリン系の抗菌薬は10％程度しか使われていない、というデータがあります[5]。これには色々な要因が考えられますが、1つの要因として、第3世代セフェム系の抗菌薬はどれも美味しくて飲みやすいのに対し、ペニシリン系の抗菌薬……、とりわけCVA/AMPC製剤（クラバモックス小児用ドライシロップ）はその独特の風味を苦手にする子どもが多い[注2]、というものがあるかと思われます。

第3世代セフェム系の抗菌薬を選ぶデメリット

　もちろん、ペニシリン系以外の薬（CDTR-PI、TBPM-PI、TFLX）も治療の選択肢にはなるので、"使ってはいけない"というわけではありません。しかし、これら広域抗菌薬を安易に使うと、耐性菌の発生や C. difficile による腸炎のリスクが高くなってしまう[7]恐れがあります。

　さらに、第3世代セフェム系の抗菌薬には「CDTR-PI（セフジトレン - ピボキシル）」や「TBPM-PI（テビペネム - ピボキシル）」といったように、消化管からの吸収を改善するために「ピボキシル基」が付加されたもの[注3]が

注1) 軽症であれば、「抗菌薬を使わなくても良い」ケースもあります。ただし「経過観察」とは、注意深く経過を注視し、改善が見られない場合には抗菌薬投与できる準備を整えておくことであり、「何もしなくて良い」を意味しないという点には注意が必要です。

注2) ほかにも「食直前」でなければならないという用法、片栗粉のようにきめ細かい性質、さらに下痢をしやすい[6]という理由から、敬遠されやすいです。

注3)「セフポドキシム - プロキセチル」には「ピボキシル基」ではなく「プロキセチル基」が付加されていますが、これは「ピバリン酸」を生成しません。低カルニチン血症のリスクを考慮した場合、良い選択肢になります。

あります（図9-1）。この「ピボキシル基」は、代謝される際に「ピバリン酸」となって「カルニチン」と結合して排泄される[8]ため、低カルニチン血症を起こす原因になります。実際、「ピボキシル基」を有する抗菌薬を使っている小児では、それ以外の抗菌薬を使っている小児よりも低カルニチン血症による脳症や低血糖を起こすリスクが高く[9]、これは7日未満のごく短期的な使用でも起こり得る[10]ことがわかっています。

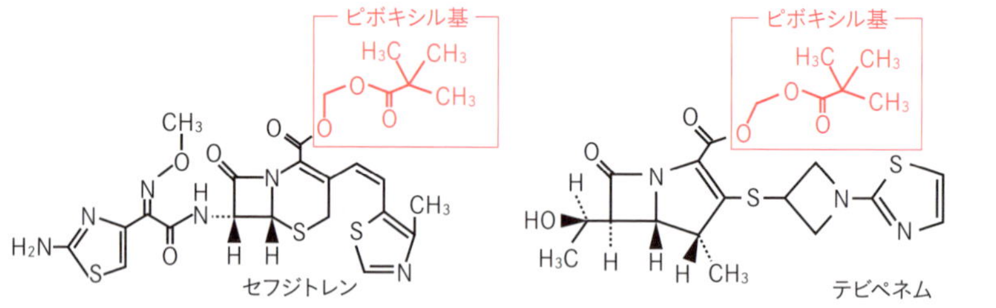

図9-1 ピボキシル基が付加された経口抗菌薬の例

このことから、ペニシリン系以外の薬（CDTR-PI、TBPM-PI、TFLX）も選択肢に入ってはいるものの、安易に選ぶことはせず、あくまでペニリシン系の抗菌薬を第一選択として考える必要があります[注4,5]。

② 薬を飲みやすくするための工夫は？

子どもでは、薬の味は服薬アドヒアランスに少なからず影響を与えます[12]ので、飲みやすい薬を選ぶことも1つの選択です。しかし飲みやすさだけで第3世代セフェム系の抗菌薬を選んでしまうのは、やや薬学的に問題がありますので、薬剤師が抗菌薬の"飲みやすい方法"を提案するのは薬物治療上でも重要になります。このとき、一般的に薬の風味は、甘味・粘度・脂質・芳香性が高く、低温のもの[注6]と混ぜるとマスクしやすい[13]とされていますが、子ども用の薬では、特定の飲食物と混ぜ合わせることで逆に飲みにくくなってしまう薬も多いため、薬ごとに適した組み合わせを提案する必要があります（表9-2）。

表9-2 代表的な薬（商品名）と飲料・食品との相性

	飲みやすくなる	飲みにくくなる
オレンジジュース	サワシリン、クラバモックス	クラリス、ジスロマック
りんごジュース	サワシリン、オゼックス	クラバモックス、タミフル
スポーツドリンク	タミフル	クラリス、オゼックス
バニラアイス	クラリス、ジスロマック	タミフル

注4）WHO（世界保健機関）が定める抗菌薬のAWaRe分類でも、ペニシリン系抗菌薬の「アモキシシリン」は『Access（一般的な感染症に対する第一選択薬）』、他の3剤は『Watch（耐性化が懸念されるため限られた適応に使うべき薬）』に分類され、優先順位に差がつけられています。

注5）こうした抗菌薬の優先順位を薬局できちんと説明する（それに加えて服薬方法や副作用対策の提案も行う）ことによって、抗菌薬の適正使用に対する理解を促し、"味を理由とした抗菌薬の変更依頼"を取り下げ、第一選択薬での治療を継続してもらえる……という症例報告を、筆者は大学の卒後教育で書いたことがあります[11]。

注6）この研究では「ハーゲンダッツのバニラ味」が用いられていますが、もうちょっと安価なものでも良いと思います。

状況によっては、「内服薬」以外の選択肢も考える

　鼓膜換気チューブが留置されていて中耳腔に薬液が十分に到達するような場合には、CVA/AMPC の内服よりも抗菌薬＋ステロイドの点耳の方が、臨床症状は早く改善する、という報告もあります[14]。点耳の手技はやや複雑で面倒ですが、経口抗菌薬に比べれば全身性の副作用リスクは少ないため、状況が合えば良い選択肢になります[4,15]。

【参考文献】
1) Cochrane Database Syst Rev. 2016; 12: CD011534. PMID: 27977844
2) Cochrane Database Syst Rev. 2015; 2015: CD000219. PMID: 26099233
3) J Infect Chemother. 2020; 26: 890-899. PMID: 32622623
4) 日本小児耳鼻咽喉科学会．小児急性中耳炎診療ガイドライン 2018 年版．
5) J Infect Chemother. 2019; 25: 758-763. PMID: 31235350
6) CMAJ. 2015; 187: e21-31. PMID: 25404399
7) J Allergy Clin Immunol. 2014; 133: 790-796. PMID: 24188976
8) Biochem Pharmacol. 1987; 36: 3405-3409. PMID: 3675603
9) J Pediatr. 2016; 173: 183-187. PMID: 27059912
10) J Infect Chemother. 2020; 26: 86-91. PMID: 31401031
11) 京都薬科大学紀要．2021; 2: 74-77.
12) 小児科診療．2000; 63: 1692-1704.
13) 医療薬学．2017; 43: 492-501.
14) Pediatrics. 2006; 118: e561-569. PMID: 16880248
15) Can Fam Physician. 2008; 54: 1123-1127. PMID: 18697973

＼ 説明を組み立てよう ／

> 子どもの中耳炎に処方されている「クラバモックス」、
> 美味しくて飲みやすい抗菌薬に変えてもらえませんか？

確かに、抗菌薬にはほかにもっと飲みやすいものはあるのですが、抗菌薬は原因の菌によって厳密に使い分ける必要があるもので、今回は○○くん（ちゃん）の治療に一番合った薬を先生が選んでくれています。なので、頑張って飲んでもらいたいのですが、かなり飲みにくそうですか？[注7)]

服薬方法にまだ改善の余地がありそう
この薬は風味が独特で、苦手なお子さんは多いようです。皆さん、結構、苦労されているのですが、ジュースに混ぜたり、ゼリーを使ったり、という方法はもう試されましたか？

では今回は、○○か△△を試してみませんか？　もし、どうしても無理そうだったらお電話いただければまた別の方法もご提案させていただきますので[注8)]。

☞ **提案できるものの例**
オレンジジュース、服薬ゼリー、アイスクリーム、ココアパウダー、練乳、ハチミツ（※1歳以上）など。

服薬方法に改善の余地がなさそう
かなり苦労されているのですね……。どうしてもこの薬が飲めない場合に使える抗菌薬はいくつかありますので、今回はそちらへの変更をできないか確認してみましょうか。

☞ **疑義照会**
服用が困難な場合には、他抗菌薬への変更を医師へ打診します（※点耳などの方法も考慮）。

今回は飲みやすい方の薬になりましたが、また少し大きくなってくると、この薬をすんなりと飲めるようになることもあります。薬が効きにくい耐性菌とか副作用のリスクを考えると、この薬は使えた方が良いので、また機会を見つけて挑戦してみてくださいね[注9)]。

注7）ほかに「飲みやすい薬」があるのに、なぜ敢えて「飲みにくい薬」なのか……、それは"医師がきちんと薬を選んでいるから"という理由があることを、しっかり伝えましょう。

注8）いくつか具体的な方法を提案した上で、それでも難しそうだった場合にはいつでも相談に乗ることを伝えると、より安心してもらえます。

注9）一度の「飲めなかった」という理由で、その後ずっと何年間にも渡ってCVA/AMPCを選択肢から外してしまうケースは結構多いようです。機会を見つけてまた挑戦してもらえるように声掛けをしておきましょう。

Q.10 子どもが風邪で咳をしているので、咳止めを出してほしい

薬剤師の説明で防ごう

- ☑ 風邪の咳に対し、そこまで有益性の大きくない咳止めを"必須の薬"と勘違いされること
- ☑ 希望通りに咳止めを処方してくれる医師が見つかるまで、病院を転々とさせてしまうこと

押さえておきたいポイント

- ☑ 風邪の症状のうち、特に「咳」はQOLに大きく影響し、薬に対する需要も高い
- ☑ 風邪など急性の咳に対する鎮咳薬の効果はかなり限定的なため、リスクが上回るケースも多い
- ☑ 「ハチミツ」は食品だが、子どもの風邪の咳に対して鎮咳薬と同等かそれ以上の効果が確認されている

説明を始める前に

まずは、この質問が出てくる背景や事情を考えよう

　風邪で子どもが咳をしているときに、不安に感じない親はいません。それも、咳が長引いていたり、咳で夜も眠れずつらそうにしたりしていれば、なおさらです。そんな経験があれば、子どもが風邪をひいた際に"咳止め"がほしいと考えるのも自然なことです。しかし、ここで薬剤師が患者さんの要望通りに鎮咳薬の処方追加を医師に打診することが、本当に"患者さんのため"になるかどうかは、薬を使うメリットやデメリットを冷静に評価して考える必要があります。

考えるポイント

① 風邪の咳に対する鎮咳薬の効果

　風邪をひくと、発熱のほかにくしゃみ・鼻水、喉の痛み、咳の3症状が現れます[1]。中でも、咳の症状は普通の風邪でも平均17.8日ほど続く[2]など長引きがち[注1)]で、体力を消耗するほか、睡眠を妨げる要因[3]にもなるなど、QOLを大きく損なう要因になります。特に、子どもが夜中に咳をしていると、親は「眠っている間に子どもが死んでしまうのではないか」

注1) 一般的に、3週間以内の咳は「急性」に分類されます（小児の場合は2週間とする場合もあります）。

と不安になり、親も夜に眠れない状況が続く[4]など、親子ともにその悪影響は大きいとされています。そのため、中枢性鎮咳薬（表10-1）は医療用医薬品・OTC医薬品を問わず需要が高く、風邪の際には多くの人から求められる薬になっています。

表10-1 中枢性鎮咳薬の例

分類	成分
麻薬性	リン酸コデイン、ジヒドロコデイン
非麻薬性	デキストロメトルファン、チペピジン、ジメモルファン、ノスカピン、クロペラスチン、エプラジノンなど

しかしその一方で、これらの鎮咳薬が風邪の際の湿った咳に対して本当に効果的かというと、そうでもありません。確かに鎮咳薬は咳中枢に作用するメカニズムを持ってはいますが、「デキストロメトルファン」を除き、ほとんどの鎮咳薬は風邪の咳に対してプラセボと同程度の効果しかない[注2][6]とされています。"のど飴"などの非医薬品であっても"プラセボ代わり"になることを踏まえると、この程度のメリットを得るために一定の副作用リスクを負ってまで鎮咳薬を使うことが妥当かどうか、慎重に考えなければなりません。実際、ガイドラインでもメリット・デメリットのバランスから"できる限り使用を控える"ように記載されており[7]、「咳が出ている＝必ず咳止めを使う」というようなものではありません。

そのため、患者さんから「咳止めをください」とお願いされたからといって、すぐに「はい、わかりました」と薬の追加を打診する疑義照会を行うのは、表面上はやさしい薬剤師のように見えても、薬学的にはあまり適切な対応ができているとは言い難いことになります[注3]。重要なのは、薬剤師に「咳止めをください」とお願いをしてきたのはなぜか、その理由や背景を踏まえ、鎮咳薬という「ほしいもの」ではなく、鎮咳薬をほしがる「目的」、つまり「実際に困っている問題」へのアプローチを考えることです（図10-1）。

注2）風邪の後に残る乾いた咳「感染後咳嗽」に対しては、鎮咳薬も有効な選択肢になるとされていますが、短期的な使用にとどめる必要があります[5]。

注3）こうした対応は、表面上はやさしい、"寄り添った"ように思えますが、中身（薬学）が伴わないため、実際にやっているのは「有害なこと」や「余計なこと」に過ぎないことが多々あります。筆者は、これを"寄り添った風の加害"と呼んでいます。

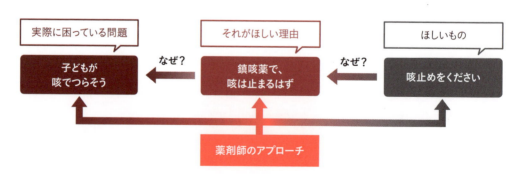

図10-1 「咳止めをください」というお願いの背景にあるもの

「気管支拡張薬」も、よく"咳止め"と間違えられている

子どもの"咳止め"として、「ツロブテロール」の貼付剤もよくお願いされる機会があります。「ツロブテロール」は咳をしている子どもに処方されることが多いため、親御さんも"咳止め"の薬だと勘違いしていることがありますが、この薬は喘息や気管支炎などの際に呼吸を楽にする目的で用いる気管支拡張薬（β2刺激薬）であって、風邪の咳を止めたり減らしたりするための薬ではありません[注4)9)]。薬を使う目的、期待できる効果の違いをきちんと説明し、理解してもらう必要があります。

② 子どもの「咳」は、どうすれば軽減できるか

もし鎮咳薬を使うのであれば、たとえば「デキストロメトルファン」は小児の風邪の咳に一定の効果が確認されている[6)]ため、妥当な選択肢になると考えられます。しかし軽いものがほとんどとはいえ、3人に1人の割合でなんらかの有害事象が起こる[10)]という報告もあるなど、やや副作用リスクが高いのは懸念点です。

一方、「カルボシステイン」や「アンブロキソール」、「ブロムヘキシン」といった去痰薬は副作用も少なく、小児の風邪の咳や喉の痛みに効果が確認されている[注5)10-12)]ため、良い選択肢になります。これらの薬に"咳止め"効果のイメージは乏しいため、もし処方に含まれている場合には、「去痰薬が良い"咳止め"になる」と説明を加えることも、薬剤師として重要な仕事になります。ただし、去痰薬の効果はやさしめなため、薬のメリットを"実感しにくい"ケースも多々あります。

そんな中で、「デキストロメトルファン」と同等の効果があり、なおかつ副作用リスクも少ない選択肢として用いることができるのが「ハチミツ」です[6)]。実際、就寝前に小児が「ハチミツ」を10gほど摂取すると、夜間の咳の頻度・重症度が軽減され、親子の睡眠の質が改善する[注6)13)]という研究をはじめ、小児の風邪の咳に対する「ハチミツ」の有用性は非常にたくさん報告されています[14,15)]。そのため、風邪の際の"咳止め"として「ハチミツ」を提案するのは、鎮咳薬を追加するより薬学的にも妥当なアドバイスになると考えられます。ただし、「ハチミツ」は1歳未満の乳幼児には禁忌[注7)]（※乳児ボツリヌス症[16)]）のため、提案する際には子どもの年齢に注意するとともに、1歳未満の弟や妹がいないかどうかもしっかり確認する必要があります。

プラセボと同程度の効果しか期待できない薬に、利用価値はない？

鎮咳薬は風邪の咳に対して"プラセボと同程度の効果"しか期待できない、というのは、鎮咳薬に利用価値がない、ということを意味するものではありません。医師から処方してもらった薬には、恐らく"効きそう"と

注4) 気管支拡張薬（β2刺激薬）で楽になる場合、それは咳喘息や気管支喘息など「風邪とは別の疾患」である可能性があります[8)]。

注5) この研究では、「カルボシステイン」単独群の方が、「カルボシステイン」＋「チベピジン」の併用群よりも咳の症状を早く改善しており、鎮咳薬はむしろ咳を遷延化させる可能性が示唆されています。

注6) この研究では、「ハチミツ」による効果を「プラセボ（ナツメヤシのシロップ）」の効果と比較する検証を行っています。そのため、「ハチミツ」には"甘くて粘度のあるもの"以上の効果があることが示唆されています。

注7) やや古い調査ですが、国内産・海外産を問わず、約5%程度のハチミツにボツリヌス菌が含まれていた、という報告[17)]があるため、「国産なら大丈夫」というわけではありません。また、ボツリヌス菌は加熱調理しても死滅しない、という点にも注意が必要です。

いうポジティブなイメージがついているはずですので、「医師から処方された薬という"箔のついたプラセボ"」として使うのも、1つの選択肢として考えられます。特に、非麻薬性の鎮咳薬であれば副作用のリスクもそこまで大きくはないため、上手に活用できた方が選択肢は広がります。

一方、麻薬性の鎮咳薬である「コデイン」類は、2019年7月から12歳未満への投与が"禁忌"に指定されています。これは、海外で呼吸抑制の副作用によって小児の死亡事例が報告されている[注8) 18)]からですが、このほかにも便秘や眠気、依存性のリスクがあり、"プラセボ代わり"に用いるにはハイリスクな薬です。さらに、「コデイン」類は気道分泌抑制作用によって痰の粘度を高める[20)]ため、そもそも風邪の際に出る痰の絡んだ湿った咳には適さない、という点にも注意が必要です。

注8) 「コデイン」は一部が「モルヒネ」に代謝されますが、CYP2D6が強力に働く人の場合、このモルヒネの血中濃度は通常の80倍近くになり、モルヒネ中毒を起こすことがあります[19)]。

【参考文献】
1) Ann Allergy Asthma Immunol. 1997; 78: 531-539. PMID: 9207716
2) Ann Fam Med. 2013; 11: 5-13. PMID: 23319500
3) Curr Med Res Opin. 2015; 31: 1519-1525. PMID: 26073933
4) Fam Pract. 1993; 10: 193-196. PMID: 8359610
5) Chest. 2006; 129: 1S-23S. PMID: 16428686
6) Cochrane Database Syst Rev. 2018; 4: CD007094. PMID: 29633783
7) 日本呼吸器学会．咳嗽に関するガイドライン（第2版）．
8) Arch Intern Med. 1997; 157: 1981-1987. PMID: 9308510
9) Cochrane Database Syst Rev. 2014; 2014: CD001831. PMID: 25420096
10) Indian J Pediatr. 2013; 80: 891-895. PMID: 23592248
11) 外来小児科．2019; 22: 124-132.
12) Cochrane Database Syst Rev. 2014; (3): CD006088. PMID: 24615334
13) Pediatrics. 2012; 130: 465-471. PMID: 22869830
14) BMJ Evid Based Med. 2021; 26: 57-64. PMID: 32817011
15) Arch Pediatr Adolesc Med. 2007; 161: 1140-1146. PMID: 18056558
16) 東京都福祉保健局．食中毒を起こす微生物：ボツリヌス菌．
17) 千葉衛研報告．1987; 11: 39-41.
18) 厚生労働省．薬生安発0704 第2号「コデインリン酸塩水和物又はジヒドロコデインリン酸塩を含む医薬品の「使用上の注意」改訂の周知について」．
19) N Engl J Med. 2004; 351: 2827-2831. PMID: 15625333
20) コデインリン酸塩散1%インタビューフォーム．

\ 説明を組み立てよう /

子どもが風邪で咳をしているので、咳止めを出してほしい

そうなんですね……。咳は大変そうですか？ 夜に咳をしていることが多いですか？[注9]
☞ "心配している" ことに対して共感を示します。

去痰薬が処方されている場合
"咳止め" に分類される薬は確かに処方されていないのですが、この「○○」という薬は痰の症状だけでなく、湿った咳に対して "咳止め" よりも効果的な薬ですので、先生はちゃんと咳の症状への対応をしてくれています。

鎮咳薬が処方されていない理由を説明
風邪の咳に鎮咳薬を使っても、得られるメリットは非常に乏しい（※のど飴と変わらない）こと、副作用の観点からは "むしろ避けた方が良い" ケースも多いことを説明します。

鎮咳薬の代わりに、問題を解決してくれるものを提案
実は、風邪の咳には "咳止め" よりも「ハチミツ」の方が効果的です。特に、夜に咳をしている場合は、寝る前にティースプーン1杯くらいの「ハチミツ」を摂ることで、夜の咳が楽になってよく眠れるようになる、ということがわかっていますので、ぜひ試してみてください[注10]。

「ハチミツ」は1歳未満へは禁忌であること、加熱調理や国産品への過信にも注意喚起。

それでもやっぱり "咳止めの薬" がほしい[注11]
☞ 効果を重視するのであれば「デキストロメトルファン」を提案。
☞ 特定の非麻薬性鎮咳薬に良い印象を抱いているのであれば、"箔のついたプラセボ" として使うことも考慮。
☞ 麻薬性の鎮咳薬を希望された場合は、小児には "禁忌" でデメリットが大きく上回ることを説明し、代替案を。

希望しているのが「気管支拡張薬」
この薬は、喘息のときに呼吸を楽にしてくれる薬なので、これを使っても咳は楽にならないのですが、今回は喘息のような症状……、ぜーぜー言っていたり、息苦しさがあったりもしていますか？
☞ 気管支拡張薬が別途必要そうであれば、その旨を疑義照会します。

注9) 確かに、薬剤師が「症状」を尋ねても、その返答を踏まえて診断などができるわけではありません。しかし、ここで大事なのは、「私は今から、あなたの話をしっかりと聞きますよ」という態度を示すことで、患者さんに「この薬剤師は話を聞いてくれる」と安心・信頼してもらうことです。そのための1つの手段として、「どんな症状なのか」という "わかりやすい質問" を投げかけています。

注10) 日本薬局方にも「ハチミツ」は掲載されていますが、「咳止め」の効能・効果はないため、表現方法には注意が必要です。

注11)「親御さんの "不安" を解消するために、子どもがあまり必要性のない薬を飲むことになる」といった事態をなるべく避けられるように、まずはしっかりと親御さんの話に耳を傾けることが大事です。

Q.11 片頭痛の頓服薬（トリプタン系薬）、もっとたくさんほしいのですが……

薬剤師の説明で防ごう
- ☑ トリプタン系薬の濫用による"薬物乱用頭痛"を誘発すること
- ☑ 頓服薬の使用を我慢して、片頭痛に悩む時間が増えてしまうこと

👍 押さえておきたいポイント
- ☑ トリプタン系薬を月に10日以上使用する状態が続くと、"薬物乱用頭痛"に繋がる恐れがある
- ☑ トリプタン系薬は、"選び方"や"使い方"が効果に影響する可能性がある
- ☑ 片頭痛は、予防薬を使って減らすこともできる

説明を始める前に
まずは、この質問が出てくる背景や事情を考えよう

　片頭痛は、それが直接生命に関わるようなものではありませんが、QOLに大きく悪影響[注1]を及ぼす厄介な症状です。治療薬である「トリプタン系薬」を使うことでその症状はかなりの確率で軽減・解消できますが、思うように治らない、頭痛の頻度が高い、といった場合には、処方された薬の回数では不足してしまうことがあります。そんなとき、初手からすぐに「トリプタン系薬」の追加処方を医師に依頼するのが薬剤師として適切な対応なのか、少し冷静に考える必要があります。

考えるポイント
①「トリプタン系薬」を使い過ぎることのリスク

　片頭痛は、症状の軽いものであればNSAIDsでも対処できますが、これで十分に改善しない場合には、より効果の高い「トリプタン系薬」を使うのが一般的です[2,3]。この「トリプタン系薬」は、保険適用上の使用量上限などは特に設けられていませんが、1ヶ月間に10日以上使っていると、薬が原因の頭痛である「薬物乱用頭痛」[注2]を誘発する[4]ため、あまり頻繁に使うことは避ける必要があります。

注1) WHOは、片頭痛を「障害生存年数（DALY）※」が増加する疾患の第2位に位置づけています[1]。
※DALY：完全に健康で理想の寿命を過ごすのに比べて、どれだけ健康な時間が失われるか、という指標。

注2) トリプタン系薬を月に10日以上使う状態が3ヶ月以上続いていることは、薬物乱用頭痛の診断基準になります。

しかし、そもそも「トリプタン系薬」は頭痛があるときに使う薬のため、これを頻繁に使っている人というのは頭痛の症状が重い、頭痛の頻度が高い、といった状態に困っている人がほとんどです。そんな状態で「トリプタン系薬の使用を控えてください」と指導するのは、理論上は正しくとも、極めて非現実的な対応になってしまいます。そのため、まずはこの頭痛の重症度や頻度をなんとかする方法を考える必要があります。

②「トリプタン系薬」の使用頻度を減らす手段

「トリプタン系薬」の使用頻度が高く、このままでは「薬物乱用頭痛」に繋がってしまう[注3]恐れがある場合には、なんらかの方法で頭痛のコントロールを維持しつつ、薬の使用量を減らしていくことを並行して行う必要があります。これには主に①トリプタン系薬を別製剤に切り替える、②トリプタン系薬の使い方を改める、③片頭痛の予防薬を導入する、といった方法が考えられます。

注3)「薬物乱用頭痛」は、原因薬の中止によって回復することがほとんど、とされています[5]。

「トリプタン系薬」を別製剤に切り替える方法

ある「トリプタン系薬」で十分な効果が得られなかった場合、別の「トリプタン系薬」に切り替えるだけでも8割近くの人で効果を得られる[6]、という報告があります。そのため、今の薬で満足いく治療ができていない場合には、別の「トリプタン系薬」に切り替える[注4]、というのは良い方法になります。

注4)「ラスミジタン」も、過去のトリプタン系薬への反応に関わらず一貫した有効性が得られる可能性が示唆されています[7]。

現在、日本では5種の「トリプタン系薬」が使われていますが、基本的に有効性や安全性に薬剤差は少なく[8]、診療ガイドラインでもひとくくりで扱われている[3]ため、どれを選んでも良いと考えられます。ただ薬によって、tmaxや半減期がやや異なり、それによって薬の速効性や持続性にも多少の差が生じる[9,10]、とされています(表11-1)[注5]。そのため、"満足いくほど効果がない"というケースだけでなく、"効き目が遅くて追加で薬を飲んでしまう"とか"薬を飲んでも再発するから薬が追加で必要になる"といったケースでも、患者さんの希望と薬の特性が合致しているかどうかを確認する必要があります。

注5) 5種の「トリプタン系薬」の比較・使い分けについては、筆者の別書籍『薬局ですぐに役立つ薬の比較と使い分け100(羊土社)』も参考にしてください。

表11-1 トリプタン系薬の各製剤の差

速効性(2時間後の奏効率)	持続性(再発抑制率)
リザトリプタン(68.6%)	ナラトリプタン(78.6%)
ゾルミトリプタン(63.5%)	スマトリプタン(72.2%)
スマトリプタン(62.7%)	エレトリプタン(71.6%)
エレトリプタン(48.9%)	ゾルミトリプタン(69.7%)
ナラトリプタン(48.6%)	リザトリプタン(63.1%)

「トリプタン系薬」の使い方を改める

「トリプタン系薬」の使用頻度が高い場合、その使い方が間違っているケースもよくあります。そもそも「トリプタン系薬」は"鎮痛薬"ではなく"片頭痛の治療薬"です。そのため、片頭痛には効果があっても、緊張型頭痛には効果がありません。緊張型頭痛か片頭痛かよくわからないような軽症例では、いきなり「トリプタン系薬」を使うのではなく、一旦NSAIDsを使って様子を見る方が合理的です。

また「トリプタン系薬」は、片頭痛が本格的に悪化してくるまで我慢してから服用するよりも、早めに服用することでより高い効果を得られる傾向[注6]にあります[11]。片頭痛だと気づいた場合には、我慢せず早めに「トリプタン系薬」を使った方が、結果として薬の使用量を減らせる可能性があります。ただし、「トリプタン系薬」はいずれも半減期が短いため、予防的に服用してもその効果は基本的に期待できません[注7]。「トリプタン系薬」を使う適切なタイミングを見極めるためには、頭痛ダイアリー[13]などをつけて"どういう症状が現れてきたら片頭痛なのか"を知ることも重要です（図11-1）[注8]。

注6）早めに服用した群では88％が2時間以内で著効している一方、我慢してから服用した群では39％で無効、という結果が得られています。

注7）唯一、半減期が5.1時間と長めの「ナラトリプタン」は、月経周期で発生する片頭痛に対する予防投与の有効性が報告されています[12]。

注8）筆者も片頭痛持ちですが、「生あくびが出る」、「耳の圧がおかしくなる」、「部屋の照明やスマホの画面が眩しく感じる」といったことを"片頭痛の前兆"として把握し、トリプタン系薬を服用するタイミングにしています。

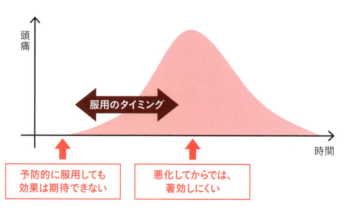

図11-1　トリプタン系薬を服用するタイミング

片頭痛の予防薬を導入する

「トリプタン系薬」の使用頻度を減らす方法としては、片頭痛の発作頻度を減らすために予防薬を導入する、という方法もあります。ガイドラインでも、片頭痛の発作が月に2回以上ある、もしくは生活に支障を来たす頭痛が月に3日以上ある時点で導入を検討する、とされている[3]ため、「トリプタン系薬」の使用頻度が高くなってきている患者さんの場合は、予防薬を使って片頭痛の頻度そのものを減らすことも考える必要があります。

なお、片頭痛の予防に用いられる薬は、CGRP関連薬・抗てんかん薬・

抗うつ薬・β遮断薬・Ca拮抗薬・ARB/ACE阻害薬など様々なものがあります[3]が、その患者さんの持病や体質・併用薬の事情などから、副作用や相互作用のリスクを低く抑えられる薬を選んでいくのが基本になります（表11-2）。

表11-2　日本で片頭痛の予防によく用いられる薬

	Group 1 （有効）	Group 2 （ある程度有効）	Group 3 （経験的に有効）
抗CGRP抗体	ガルカネズマブ[注9]※、フレマネズマブ※		
抗CGRP受容体抗体	エレヌマブ※		
抗てんかん薬	バルプロ酸※、トピラマート	ガバペンチン、レベチラセタム	
抗うつ薬	アミトリプチリン		ノルトリプチリン、イミプラミン、トラゾドン、ミアンセリン、フルボキサミン、パロキセチン、スルピリド、デュロキセチン
β遮断薬	プロプラノロール[注10]※、チモロール	メトプロロール、アテノロール、ナドロール	
Ca拮抗薬		ロメリジン※、ベラパミル	ジルチアゼム、ニカルジピン
ARB/ACE阻害薬		カンデサルタン、リシノプリル	オルメサルタン、エナラプリル

※は保険適用があるもの

　なお、予防薬はどれか1つで効果が得られなかった場合、いくつかの薬を併用することもあります。月に15日以上の片頭痛発作がある患者さんでも、8〜9割は1〜2剤の使用で効果を得られるとする報告もある[16]ため、患者さんが自分に合った予防薬とその組み合わせを見つけられるよう、薬剤師も根気よく支えていくことが大事です。

注9) ガルカネズマブは、薬物乱用頭痛を伴う慢性片頭痛に対しても効果が確認されています[14]。

注10) プロプラノロールはリザトリプタンの代謝を阻害し、AUCは67％、Cmaxは75％増加することが報告されています[15]。

【参考文献】
1) J Headache Pain. 2018; 19: 17. PMID: 29468450
2) JAMA. 2021; 325: 2357-2369. PMID: 34128998
3) 日本神経学会. 頭痛の診療ガイドライン2021.
4) Front Pain Res (Lausanne). 2023; 4: 1194134. PMID: 37614243
5) Eur J Neurol. 2020; 27: 1102-1116. PMID: 32430926
6) Headache. 2000; 40: 464-465. PMID: 10849042
7) Cephalalgia. 2022; 42: 20-30. PMID: 34644189
8) J Headache Pain. 2005; 6: 112-120. PMID: 16355291
9) Cephalalgia. 2002; 22: 633-658. PMID: 12383060
10) Lancet. 2001; 358: 1668-1675. PMID: 11728541
11) 診断と治療. 2005; 93: 1859-1865.
12) Headache. 2007; 47: 1037-1049. PMID: 17635595

13) Cephalalgia. 2006; 26: 905-1016. PMID: 16886925
14) Brain Behav. 2023; 13: e2799. PMID: 37208838
15) Br J Clin Pharmacol. 2001; 52: 69-76. PMID: 11453892
16) J Neurosci Rural Pract. 2019; 10: 479-482. PMID: 31595120
17) Am Fam Physician. 2006; 74: 2087-2088. PMID: 17186716

片頭痛は30代がピークで、50代以降に"新たに発症"することは少ない

　片頭痛は、思春期から増え始めて30代にピークを迎え、その後は次第に減っていくとされています[1]。つまり、本当の片頭痛患者は、10代から30代の頃に既に片頭痛を何度も経験していることがほとんどで、50代以降に「初めて片頭痛を発症する」ということは少ない、ということになります。

　片頭痛は"自称"されることも多い疾患で、特に通常のNSAIDsでは十分に治らなかったときに「これは片頭痛だ」という決めつけがよく起こりますが、特にこの50代を過ぎてからの「自称・片頭痛」には、脳梗塞やクモ膜下出血といった危険な疾患が潜んでいるリスクが高いため、対応には注意が必要です。

【参考文献】
1) Neurology. 2007; 68: 343-349. PMID: 17261680

＼ 説明を組み立てよう ／

片頭痛の頓服薬、もっとたくさんほしいのですが……

↓

薬が足りなさそうということですね。それは大変かと思います、お伝えいただきありがとうございます。少し確認させていただきたいのですが、どんなときに薬を使っておられますか？[注11]
☞ トリプタン系薬に期待する効果や不満点、現在の使い方を確認します。

薬で効果を得られていて、薬物乱用頭痛に繋がるリスクも現状は低い場合
☞ **医師に頓服薬の追加処方を打診**[注12]
今のところ心配は必要ないかと思いますが、この薬は"使い過ぎ"に注意する必要があります。もし今後も薬の量が増え続けるようであれば、一度「予防薬」を使うことも含めて考えた方が良いと思いますので、またお声掛けください。

増量不可だった場合

これ以上は増量しない方が良さそうな場合
この薬を今以上に使うと、薬の"使い過ぎ"が原因の頭痛を起こす可能性があるので、一度、別の方法を一緒に考えさせていただければと思います[注13]。

トリプタン系薬の切り替えが試せそうな場合
☞ **別のトリプタン系薬への切り替えを提案**
今、お伺いした話だと、薬を同系統の別のものに切り替えることで解決することがあるかもしれません。一度、試してみるのはいかがでしょうか。

トリプタン系薬の使い方を改善できそうな場合
服薬をギリギリまで我慢し、結果として薬の量が増えてしまっている場合
この薬は早めに服用した方が効きやすくなりますので、片頭痛だと気づいた時点で使ってもらった方が、結果として薬の量を減らせるかもしれません。
緊張型頭痛などにもトリプタン系薬を使ってしまっている場合
この薬は「痛み止め」ではなく「片頭痛の治療薬」なので、緊張型頭痛には効果がありません。片頭痛でも軽いものであればNSAIDsが効きますので、片頭痛か緊張型頭痛かわからないときは、一旦まずNSAIDsを試してもらうのが良いと思います[注14]。

頭痛が月に2回以上、もしくは生活に支障を来たす頭痛が月に3日以上ある場合
☞ **予防薬の開始・切り替え・併用を提案**
片頭痛が起こってから飲む薬ではなく、片頭痛そのものを減らす「予防薬」を使うという方法があります。「予防薬」には色々な薬があるので、〇〇さんに合う薬も見つかると思います[注15]。

注11）いきなり指導を始めるのではなく、薬の使い方を尋ねることで寄り添う姿勢を示しつつ、併せて薬の使用状況などを確認すると、後々の対応にも活かせます。

注12）現状は問題なく薬を追加できる場合にも、使い過ぎへの注意喚起や、「予防薬」があることなどは予め伝えておいても良いと思います。

注13）薬の過剰使用を止められない場合は、専門医に繋ぐ等の対応が必要です。

注14）片頭痛の特徴としては、「光を異常に眩しく感じる」、「吐き気を伴う」、「拍動性・片側の痛み」などが挙げられます[17]。

注15）片頭痛の予防に用いることができる薬は非常にたくさんあるため、合わないものを無理に使う必要はない、と伝えることも大事です。

第3章 "程度"で考えないと、患者さんを窮屈にしてしまうもの

> この薬を飲んでいる人は、グレープフルーツジュース飲んだらダメって本当？
> （この前、友人から聞いたのよね・・・、本当かしら）

> はい、薬が効き過ぎて副作用を起こすことがあるので、ダメです。
> （グレープフルーツジュースと相互作用を起こす薬だ！）

> やっぱりそうなんだ・・・、ちょっとだけでもダメ？
> （仕事で果実ジュースを扱うから、1滴も飲めないのは困るなぁ）

> そうですね、相互作用リスクがあるので、やめた方が良いと思いますが・・・。
> （そんなにジュース飲みたいのかな、変わった人だな）

> そうですか・・・、わかりました・・・。
> （困ったな、もうこの薬を飲むのはやめておこうかな）

薬剤師には"薬の適正使用"や"安全で効果的な薬物治療"という大義名分があるため、薬の特性に合わせて、「相互作用があるからダメ」「副作用があるからダメ」「用法と違うからダメ」と、患者さんの生活や嗜好品をわりと無頓着に制限してしまいがちです。しかし、患者さんは薬を飲むために生きているのではなく、快適に生きていくための1つの手段として薬を飲んでいるに過ぎません。患者さんの生活をできるだけ窮屈にしない薬物治療をどう実現するか、薬剤師の腕の見せどころだと思います。

Q.12 「アムロジピン」を使っているけど、グレープフルーツジュースは飲んだらダメ？

薬剤師の説明で防ごう

- ☑ 食品や嗜好品と薬の相互作用を見落とし、薬物治療に大きな悪影響を与えてしまうこと
- ☑ 相互作用リスクを針小棒大に語って、患者さんに必要以上の不便さや窮屈さを強いてしまうこと

👍 押さえておきたいポイント

- ☑ グレープフルーツジュース 200 mL 程度の飲用で、Ca 拮抗薬の作用は大きく変動することがある
- ☑ 同じ Ca 拮抗薬でも、「アムロジピン」はグレープフルーツジュースによる影響を受けにくい
- ☑ CYP3A4 阻害や OATP 阻害作用によって、グレープフルーツジュースは様々な薬の作用に影響する

説明を始める前に

まずは、この質問が出てくる背景や事情を考えよう

　高血圧や糖尿病、脂質異常症などの薬は、基本的に年単位で長く使い続けるため、これらの薬と相互作用リスクのある食品や嗜好品については、その間ずっと"我慢"をし続けなければならないこともあります。薬を使い始めた当初は平気でも、時間が経つにつれてだんだん"我慢"がつらくなってくることもあるはずです。こうした質問を受けた際は、ただ薬学的な正論で返すばかりでなく、そんな患者さんの背景や事情にも少し考えを巡らせる必要があります。想定される相互作用の"程度"によっては、そこまで強く制限しなくても良いケースも見つけられるかもしれません。

考えるポイント

① Ca 拮抗薬とグレープフルーツジュースの相互作用リスクは？

　グレープフルーツジュースには「フラノクマリン」と呼ばれる成分が豊富に含まれていますが、この「フラノクマリン」は薬の代謝酵素である CYP3A4 を阻害する[1] ことが知られています。食品に含まれる成分が薬の吸収や代謝に影響を与えるケースは珍しいものではありませんが、「フ

ラノクマリン」による CYP3A4 阻害は比較的強力で、なおかつその阻害作用が 2 〜 3 日ほど持続する[2]ため、患者さんの薬物治療や生活にも大きな影響を与える可能性があります。

　中でも有名なのが、高血圧治療に用いられる「Ca 拮抗薬」との相互作用です。実際、グレープフルーツジュース 200 〜 250 mL 程度を 1 回飲用しただけで、「フェロジピン」の Cmax が 4.0 倍、AUC が 2.9 倍に上昇したという報告[3]や、「ニソルジピン」を服用している患者さんでは Cmax が 4.9 倍、AUC が 4.5 倍に上昇したことで血圧が低下し、頭痛の症状を訴える人が現れたという報告[4]もあるなど、そのリスクは理論上のものにとどまりません[注1]。そのため、Ca 拮抗薬を服用している患者さんは、グレープフルーツジュースの飲用を控えた方が良い、というアドバイスは薬学的にも妥当なものと考えられます。

　しかし、このグレープフルーツジュースによる相互作用は、すべての Ca 拮抗薬で同じように現れるわけではありません。特に、Ca 拮抗薬として最も頻用される「アムロジピン」では、他の Ca 拮抗薬に比べると影響は小さく[注2][6]、Cmax や AUC が 15％ ほど上昇することはあるものの、血圧や心拍数にまでは影響しない[7,8]とされています。

　このことを踏まえると、「アムロジピン」を服用している患者さんでは、グレープフルーツジュースの飲用をそこまで強く制限する必要性は低いかもしれません。たとえば、血圧も安定していて、ほかに影響を受けそうな薬も服用しておらず、なおかつ飲用するグレープフルーツジュースもときどきコップ 1 杯程度……というものであれば、許容できるケースもあります。一方、血圧が安定しておらず、ほかにも影響を受けそうな薬を服用していて、しかもグレープフルーツジュースも 1 週間で 3L や 4L も飲用しようとしている場合[注3]には、少し制限した方が良いかもしれません。相互作用は「ある or ない」ではなく、「それが患者さんにどの程度の影響を与えるか」を個々の事情に合わせて考えることが大切です（図 12-1）。

注1) ほかに、ARB との配合剤に使われている「アゼルニジピン」も、Cmax が 2.5 倍、AUC が 3.3 倍 に上昇する、とされています[5]。

注2) 明確な理由は明らかになっていませんが、肝臓の初回通過効果が低いこと、経口バイオアベイラビリティが高いことなどが考察されています。

注3) 極端な量の飲用は、万が一の際のダメージコントロールを困難にします。実際、グレープフルーツジュースを 1 週間で 3 〜 4L 飲用していた患者さんでは、Ca 拮抗薬を誤って 3 倍量服用した際に中毒症状で呼吸不全を起こした事例が報告されています[9]。

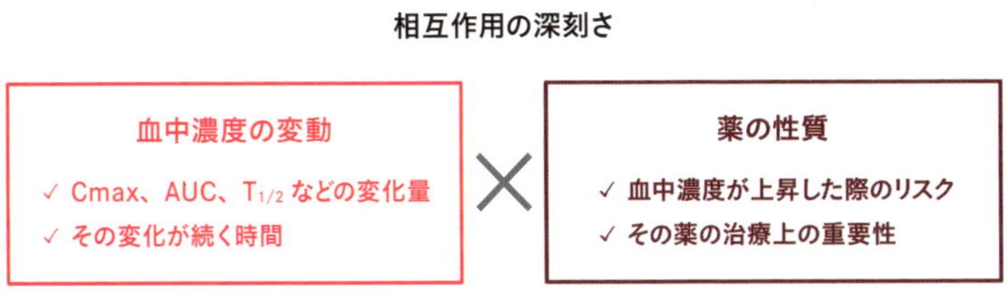

注4)「アムロジピン×グレープフルーツジュース」と「ワルファリン×納豆」（→ Q8 ／ p.40）は、薬×食品の相互作用が"ある"という点では同じですが、その"程度"にはかなりの差があります。

相互作用の深刻さ

血中濃度の変動	×	薬の性質
✓ Cmax、AUC、T$_{1/2}$ などの変化量 ✓ その変化が続く時間		✓ 血中濃度が上昇した際のリスク ✓ その薬の治療上の重要性

図 12-1　相互作用による影響を考える上で重要な視点[注4]

果肉を食べるのも控えた方が良い？

「フラノクマリン」は主にグレープフルーツの果皮に含まれている[注5]ため、果実そのものを摂取した際の影響はやや小さめです。実際、ジュースの飲用では大幅に血中濃度が上昇する「ニフェジピン」や「ニソルジピン」であっても、その上昇幅はせいぜい1.3～1.5倍程度にとどまるとされています[11]（表12-1）。よほど大量に果実を食べるような、極端なことでもしない限り、そこまで強く制限する必要はないと考えられます[注6]。ただし、品種や産地・収穫時期などによって「フラノクマリン」の含有量は変動する、という点には注意が必要です。

表12-1 「ニソルジピン」の血中濃度に与える影響の比較（ジュースと果実）

	Cmax	AUC
ジュース 250 mL [3]	4.9 倍	4.5 倍
果実 200 g [11]	1.5 倍	1.3 倍

グレープフルーツ以外の柑橘類は？

グレープフルーツのほかにも、「フラノクマリン」が豊富に含まれていることが確認されている品種がいくつかあります。これらの品種については、グレープフルーツと同様の注意が必要と言えます。一方、「フラノクマリン」があまり含まれていないことが確認されている品種も一部あるため、全ての柑橘類を避けなければならないわけではありません[13]（表12-2）。ただし、柑橘類は非常に種類が多く、全ての品種についてしっかりと検証が行われているわけではありません。情報不足のものについては、できる限り避けておいた方が無難と考えられます。

表12-2 主な柑橘類の「フラノクマリン」

「フラノクマリン」の含有量が多いもの	グレープフルーツ、ダイダイ（サワーオレンジ）、スウィーティー[注7]、ハッサク、夏みかん、ぶんたん（ざぼん、晩白柚） など
「フラノクマリン」の含有量が少ないもの	レモン、温州みかん、かぼす、バレンシアオレンジ、ネーブル、日向夏 など
情報不足のもの	その他の品種

② グレープフルーツジュースは、他の薬の作用に影響する可能性がある

もう1点注意したいのは、グレープフルーツジュースはCa拮抗薬以外の薬の作用にも影響する恐れがある、という点です。たとえば、「シクロスポリン」[14]や「カルバマゼピン」[15]といった薬ではCYP3A4阻害による血中濃度の上昇、あるいは「フェキソフェナジン」[注8,16,17]や「セリプロロー

注5) 果皮を使ったジャムやマーマレードなどの菓子・加工食品でも、同様の相互作用リスクが指摘されています[10]。

注6) 免疫抑制薬の「タクロリムス」を服用している人が、グレープフルーツ（果肉）を摂取したところ、「タクロリムス」の血中濃度が2倍に上昇した、という報告があります[12]。より厳格な血中濃度管理を求められる薬を使っている患者さんの場合、果実摂取に関しても注意が必要なケースもあるため、医師と情報共有していくことが大切です。

注7) 「スウィーティー」は、「グレープフルーツ」と「ぶんたん」の交雑種ですが、なぜか第108回薬剤師国家試験でそのCYP3A4阻害作用を問う問題が出題されました。

注8) フェキソフェナジンは、300 mLのりんごジュースでもAUCが41％低下することが報告されています[17]。

ル」[18] では OATP 阻害による血中濃度の低下[注9] が報告されています。「アムロジピン」に関してはそこまで強く制限する必要はありませんが、その患者さんが服用している薬の中には"強く制限した方が良いもの"が含まれている可能性がありますので、併用薬までしっかりと確認するようにしてください。

注9) グレープフルーツジュースによるOATP阻害は、およそ24時間程度で消失する、とされています[18]。

【参考文献】
1) 薬学雑誌. 2017; 137: 1209-1214.
2) Biol Pharm Bull. 2013; 36: 1936-1941. PMID: 24292052
3) Clin Pharmacol Ther. 2000; 68: 28-34. PMID: 10945313
4) Clin Pharmacol Ther. 2000; 67: 201-214. PMID: 10741622
5) カルブロック錠 インタビューフォーム.
6) Curr Pharm Biotechnol. 2012; 13: 1705-1717. PMID: 22039822
7) Eur J Clin Pharmacol. 1996; 51: 189-193. PMID: 8911887
8) Br J Clin Pharmacol. 2000; 50: 455-463. PMID: 11069440
9) South Med J. 2009; 102: 308-309. PMID: 19204629
10) Clin Pharmacol Ther. 2000; 68: 468-477. PMID: 11103749
11) 薬学雑誌. 2002; 122: 323-329.
12) J Clin Pharm Ther. 2019; 44: 819-822. PMID: 31231823
13) 国立研究開発法人 医薬基盤・健康・栄養研究所. 健康食品の安全性・有効性情報：グレープフルーツジュースと薬物の相互作用.
14) Clin Pharmacol Ther. 1995; 57: 485-491. PMID: 7768070
15) Acute Med Surg. 2015; 3: 36-38. PMID: 29123746
16) Clin Pharmacokinet. 2002; 41: 311-318. PMID: 11978146
17) Clin Transl Sci. 2016; 9: 201-206. PMID: 27197662
18) Biol Pharm Bull. 2013; 36: 1936-1941. PMID: 24292052

グレープフルーツジュースが阻害するのは、どこのCYP3A4？

　グレープフルーツジュースに含まれる「フラノクマリン」によって阻害されるのは、小腸のCYP3A4です。そのため現れる影響としては、薬が小腸で代謝分解されずに血液中に吸収されることで起こる「血中濃度の上昇」が中心です。通常、この「フラノクマリン」は肝臓のCYP3A4には影響しない、とされています。

　ところが、2倍濃縮のグレープフルーツジュースを1日600 mL飲用するような大量摂取を行った場合は、Tmax や $T_{1/2}$ の延長も起こることが確認されており、肝臓のCYP3A4にも影響を及ぼす可能性が示唆されています[1]。

【参考文献】
1) Clin Pharmacol Ther. 1999; 66: 448-453. PMID: 10579471

＼ 説明を組み立てよう ／

> 「アムロジピン」を使っているけど、グレープフルーツジュースは飲んだらダメ？

そうですね、グレープフルーツジュースは「アムロジピン」の作用に少し影響する可能性があるのですが……注10)。
☞ 患者さんの併用薬や血圧のコントロール状況を薬歴などで確認します。

相互作用リスクの高い薬を別に服用している患者さんの場合
「アムロジピン」が受ける影響はそこまで大きくないのですが、○○さんが使われている■■という薬が、グレープフルーツジュースの影響を強く受ける恐れがありますので、避けてもらうのが無難だと思います。

血圧が不安定な患者さんの場合
○○さんの場合、グレープフルーツジュースを飲むと血圧がさらに不安定になってしまう恐れがあるので、できれば控えてもらった方が良いと思います。

ジュースは、どのくらい飲む予定ですか？注11)

「たまにコップ１杯」のような、常識的な量や頻度でしか飲用しない場合注12)
「アムロジピン」はそこまで影響を受けやすい薬ではないので、基本的には大きな問題はないと思われます。ただ、その量や頻度によっては薬が効き過ぎてしまう可能性もあるので、ジュースを飲んだ後はふらつきに注意してもらって、もしめまいや頭痛などを感じた際は改めてご相談いただければと思います。

仕事などの事情で、日常的な飲用を避けられない場合注13)
グレープフルーツジュースは「アムロジピン」の作用を少し強める可能性があるのですが、今の状態で血圧が安定しているのであれば、そのままでも問題ないかと思います。逆に、"ジュースを飲まない生活"に変わるときに薬の効果が変わる可能性があるので、その際は予め教えていただければと思います。
☞ 現状で低血圧の症状がある、あるいは血圧が不安定であれば、その旨を医師にも情報共有して相談。

「１週間で３L」のような極端な飲用をしようとしている場合
ちょっとその量はやめてもらった方が良いと思います。薬が効き過ぎてめまいや頭痛の症状が現れたり、場合によっては低血圧で倒れてしまったりする可能性があります。

グレープフルーツの味が恋しい
「果実」を食べる分には、よほど大量に食べない限り影響は小さいので、そちらを試してもらう方が良いかなと思います。

注10）「アムロジピンなら問題なさそう」と知っていても、ほかにリスクのある薬を使っていないか、血圧が不安定でないか等を確認するため、"即答"は避けた方が良いです（こういう時間稼ぎのフレーズがあると心に余裕を持てます）。

注11）極端な飲用をする人は滅多にいませんが、これを尋ねることで患者さんの考えや事情を聴き出せると、より具体的な対応ができるようになります。

注12）通常、「アムロジピン」であればグレープフルーツジュースを厳格に制限する必要はありませんが、"薬の効き過ぎ"に対する注意喚起はしておいても良いと思われます。

注13）喫煙者が禁煙を始めると薬の効き目が変わるのと同様、既にジュース飲用が習慣になっている場合は"その習慣が変わった"際に注意が必要です。

Q.13 「毎食後」の薬、幼稚園/学校に行っているので、お昼は飲ませられないのだけど……

薬剤師の説明で防ごう
- ☑ 1日3回の薬なのに、朝や夕に2回分まとめて服用してしまうこと
- ☑ 子どもの服薬を、物凄く大きな負担だと感じさせてしまうこと

押さえておきたいポイント
- ☑ 「毎食後」という用法の薬は、必ずしも"食後"でなければならない…とも限らない
- ☑ 子どもの薬では、"だいたい飲めていればOK"なものも多い
- ☑ 薬によっては、しっかりと用法を守らなければならないものもある

説明を始める前に

まずは、この質問が出てくる背景や事情を考えよう

「1日3回毎食後」という用法は、よくある一般的な薬の飲み方の1つです。しかし、幼稚園や学校に行っている子どもの場合、「昼食後」のタイミングは親が薬の面倒を見ることができないケースがあります。この「昼食後」という用法を守ることが、治療を考える上でどのくらい重要なのかは、薬の内容や子どもの状況によって様々ですが、"絶対に昼食後でなければならない"というケースはそれほど多くありません。薬剤師として、合理的で実現可能な用法を提案できないか、薬の内容や子どもの状況から個々に考える必要があります。

考えるポイント

①「毎食後」という用法の意味

色々と例外[注1]もありますが、基本的に薬の用法は、血中濃度の推移をベースに、その薬を最も安全かつ効果的に使えるように定められています。薬が分解・代謝されるペースよりも短い間隔で薬を飲めば、薬の血中濃度が必要以上に上昇して中毒・副作用を起こすことになりますが、一方で薬が分解・代謝されるペースよりも長い間隔が空いてしまうと、薬は必要な

注1) 薬の中には、血中濃度が下がっても薬効を発揮し続けるものもあります（例：ARB、PPIなど）。

血中濃度を下回って十分な効果を得られない、という事態が起こるからです（図 13-1）。

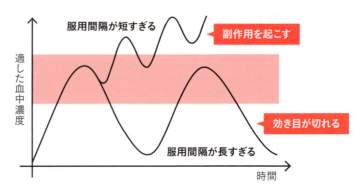

図 13-1　服用間隔と血中濃度のイメージ

　そのため「1日3回毎食後」という用法の薬であれば、朝食後・昼食後・夕食後の3回に分けて薬を飲むことで、1日を通して適した血中濃度を維持できる、ということになります。しかし、ここで押さえておきたいのは、「1日3回毎食後」の用法で重要なのは「3回に分けて薬を飲むこと」であって、「毎食後であること」ではない、というケースが多々ある、という点です。

　理論上、1日の薬を「3回に分けて薬を飲む」のであれば、24時間を三等分して「8時間ごと」に服用するのが最も良いと考えられます。しかし、「朝7時」「仕事中の15時」「就寝前の23時」みたいなタイミングで定期的に服薬を続けるのは、あまり現実的ではありません。そのため、なるべく日常生活に無理なく組み込めるような、飲み忘れが起こりにくいような服薬のタイミングを考える必要がありますが、そこでよく用いられるのが"食後には毎回薬を飲む"という、わかりやすい「毎食後」の用法[注2]です。これは、多くの現代人は比較的規則正しく、毎日のように朝・昼・夕の3回食事を摂る[注3]という習慣を利用したもので、実用的に優れた用法[3]と言えますが、実際に添付文書上の用法で「1日3回毎食後」と指定のある薬は、それほど多くありません（表 13-1）[4]。

表 13-1　子どもに「1日3回毎食後」で処方されることがある薬の用法記載

「食後」と指定がある薬	セフジトレン、セフテラム、セフカペン （空腹時を避ける[注4]）アセトアミノフェン、イブプロフェン、アスピリン
特に指定のない薬	アモキシシリン、セフポドキシム、セフジニル、トスフロキサシン、ファロペネム、カルボシステイン、アンブロキソール、チペピジン、デキストロメトルファン 生菌製剤（例：ビオフェルミンなど）、溶性ピロリン酸第二鉄、ベタメタゾン バルプロ酸Na、ガバペンチン、ゾニサミド

各医薬品　添付文書より引用

注2）1日の服薬回数と服薬アドヒアランスには逆相関がありますが、「1日3回」は「1日2回」と差がなかった、という報告があります[1]。

注3）「朝に何も食べない人」は20代で最も多く、国民の18.4％ほどいるとされています[2]。

注4）酸性NSAIDsは、胃という酸性環境下でイオン化し、胃粘膜細胞を傷害するため、空腹時に服用すると胃が荒れる副作用がより起こりやすくなります。

②「毎食後」の代わりになる「朝・帰宅時・就寝前」のタイミング

　これを踏まえると、「1日3回毎食後」で処方された薬は、必ずしも「朝食後・昼食後・夕食後」のタイミングで服用しなければならない、というわけでもありません。食後に服用しないと効果が弱まってしまう、副作用が強く現れてしまう、といった性質の薬でなければ、"1日をだいたい三等分した、わかりやすいタイミング"で服用しても問題ありません。幼稚園や学校に通っていて「昼食後」がどうしても難しい場合には、たとえば「朝（8時）」「帰宅時（15時）」「就寝前（21時）」の3回で服用することも提案できます（図13-2）[注5]。

注5）医師によっては、こうした薬剤師の用法の融通を快く思わないケースもあります。関係性が構築されていないクリニックの処方で行う場合は、「なぜ融通したのかという背景」や「この融通が問題ないと考えられる理由」を添えたトレーシングレポート等で情報共有しておく、というのも手です。

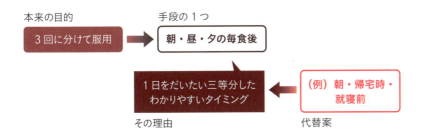

図13-2　「毎食後」の目的とその理由、代替案

　ただし、この提案は子どもの起床や帰宅、就寝のおよその時間を確認してから行う必要があります。子どもの生活スタイルによっては、「帰宅」と「就寝」の間隔が4時間にも満たない、といったことも珍しくないからです。しかし、こうしたことを考え始めると、そもそも子どもの場合は朝食と昼食の時間間隔が短かったり、逆に夕食から翌日の朝食までの時間は非常に長かったり、といったように、そもそも「毎食後」であっても1日をあまり三等分にできていないケースがよくある、ということも気になり始めます。"だいたいでOK"な薬もある[注6]こと、"子どもの安全のためにはきちんと三等分したタイミングを考えた方が良い"薬もあることなど、治療におけるその薬の重要性や血中濃度の変動によって受ける影響の大きさを踏まえて、個々の事例に柔軟に対応することが大切です（図13-3）。

注6）小児の急性上気道炎治療においては、「服薬できた」と「だいたい服薬できた」で臨床転帰にほとんど差はなかった、という報告があります[5]。

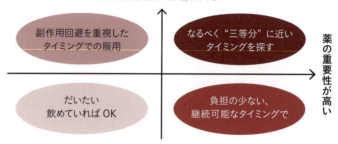

図 13-3　薬の重要性と血中濃度変化の影響から考える、服用タイミングの提案

「1日2回」に切り替えるという方法もある

"どうしてもお昼の薬を飲ませられない"と進退窮まった親御さんは、あまり良くないことは承知の上で、「毎食後」で処方された薬を朝夕どちらかで2回分まとめて飲ませる、といったことをやってしまう可能性があります。2回分を1回にまとめて服用するこうした飲み方は、薬の過量摂取を起こし得る危険な使い方になるため避けなければなりません。

このとき「毎食後」で処方されている薬であっても、添付文書の用法は「1日2〜3回」と幅のある記載になっているものもたくさんあります。「毎食後」の服用が困難であることを理由に「朝夕食後」に処方を変更してもらう、という方法も選択肢として考える必要があります。

【参考文献】
1) Clin Ther. 2001; 23: 1296-1310. PMID: 11558866
2) 厚生労働省．令和元年国民健康・栄養調査報告．
3) Curr Psychiatr Ther. 1971; 11: 94-99. PMID: 5113159
4) 各医薬品 添付文書．
5) 小児科．2002; 43: 72-78.

＼ 説明を組み立てよう ／

「毎食後」の薬、幼稚園/学校に行っているので、お昼は飲ませられないのだけど……

そうだったんですね、教えていただきありがとうございます。「毎食後」で薬を飲めるかどうか、きちんと考えていただき助かります[注7]。

食後でなくても良さそうな薬、食後が望ましいものの重要性は低い薬の場合
この薬は「食後」でなくても大丈夫ですが、なるべく等間隔で、1日を三等分したタイミングで飲んでもらうのが理想です。なので、たとえば「朝」「家に帰ってきたとき」「寝る前」の3回で飲んでもらっても問題ありません。家に帰ってくる時間や、寝る時間ってだいたいどのくらいですか？

4時間以上の間隔をあけられる場合
それであれば、「朝○○時」、「家に帰ってきた○○時」、「寝る前の○○時」の3回で飲んでもらって大丈夫です。ちょっとくらい時間が前後してしまっても基本的に問題はありませんが、最低でも4時間、できれば5～6時間くらいはあけて飲むようにしてください。ただ、全ての薬でこれができるわけではないので、ほかの薬の場合はまたご相談ください[注8]。

この薬に関しては、"だいたい飲めていればOK"ですので、1回抜けてしまったり、時間が遅くなってしまったりしたからといって、慌てて2回分飲ませたりしないようにしてくださいね[注9]。

4時間未満の間隔になってしまうタイミングがある場合
少なくとも4時間は間隔をあけてもらうので、ちょっと別のタイミングを考えた方が良さそうですね……。生活の中でわかりやすい、薬を飲めそうなタイミングって何か思いつきますか？

食後に服用した方が良い、あるいは定時服用が重要な薬だと判断した場合
この薬は、「食後/同じ時間」で使うことに意味がある薬なので、飲み方を変えると効き目が弱まったり、副作用が強く出たり……、といったトラブルを起こす可能性があります。ですので、私（薬剤師）としては、適切なタイミングで薬を飲ませてもらえるように施設にお願いした方が良いかな、と思います[注10]。

☞薬剤師だけでは解決が難しい場合
・幼稚園/学校の基本対応を確認し、医師の指示などが必要であれば主治医にも情報共有します[注11]。
・場合によっては、「食後」でなくても良い同種同効薬への変更も検討します。

注7）「お昼の薬を飲ませられない」ことについて、医師や薬剤師から"怒られる"と感じている患者さんは多いです。まずは、勝手に2回分をまとめて飲んでしまうことなく、薬剤師に相談してくれたことを"肯定"するレスポンスから始めると良いかもしれません。

注8）全ての薬に応用できる話ではない、という点は注意喚起しておく必要があります。

注9）「薬の服用が1回抜けてしまうこと」のデメリットを過大評価していると、必要以上に不安を感じてしまうことがあります。

注10）全て薬剤師単独で解決しようとせず、「薬剤師として」の見解を述べた上で、何ができるかを一緒に考える、という関わり方も必要です。

注11）子どもの「お昼の薬」への対応は、施設によってできること・できないことが異なります。ホームページ等で確認した上で、対応を考える必要があります。

Q.14 この健康食品、一緒に使っても良い？

薬剤師の説明で防ごう
- ☑ 健康食品を使ったことで、患者さんが健康被害を受けてしまうこと
- ☑ 患者さん本人が見つけた"お気に入り"のアイテムを否定し、落胆させてしまうこと

押さえておきたいポイント
- ☑ 健康食品に、なんらかの病気の予防・治療効果を期待することはできない
- ☑ 健康食品には、薬との相互作用や肝障害、薬物の混入など、様々なリスクが潜んでいる
- ☑ 健康食品の購入という行為が、その患者さんの健康に対する意識変化を起こし、良い影響を及ぼすことはある

説明を始める前に
まずは、この質問が出てくる背景や事情を考えよう

医薬品医療機器等法（薬機法）という厳しい法律のもとで運用される「医薬品」を日々扱っている薬剤師にとって、軽々しく効能・効果を謳ったり、その有用性や安全性を誇張する宣伝がされたりする"健康食品"は、とても印象の悪いもの[注1]と思われます。しかし、患者さんにとっては、医師や薬剤師から言われるがまま服用することになった薬と違って、自分で情報収集・選択・購入したものとして、その人生に意外と重要な意味を持つアイテムとなっていることがあります。そのため、安全性は確保しつつも、薬剤師-患者間の温度差を考慮した柔軟な対応を考える必要があります。

注1）実際、「健康食品」というものに対して、一般人はポジティブな印象を、医療従事者はネガティブな印象を抱いている、という報告があります[1]。

考えるポイント
① 健康食品に期待できる効果

俗に言う健康食品とは、"健康に良い"ことを売りにした食品のことを指します。しかし、医薬品のように、臨床試験で具体的な効果やメリットが明確に確認されているものではないため、なんらかの病気を予防したり、既に発症している病気を治療したり、という医薬品的な効果を期待して使

えるものではありません[注2]。また、ほとんどの場合、その成分が今、医薬品として研究・実用化されていない時点で、そういった効果のポテンシャルも基本的に乏しいものだと考えるのが妥当です。そういった意味では、健康食品に期待できる効果というのは「ほぼない」と言わざるを得ません。

なお、健康食品と呼ばれるものの中には、国が定めた安全性と有効性の基準を満たし、特定の保健機能を表示できる「保健機能食品」という分類があります（表14-1）。これに分類されるものについては、効果に一定の根拠がありますが、それでも期待できるのは「健康を維持する手助け」くらいのもので、病気の予防や治療に用いられるわけではありません。

注2) もし医薬品的な効能・効果を謳っている健康食品があれば、それは明確に薬機法違反ですので、なおさら利用してはいけません。

表14-1 俗に「健康食品」と呼ばれるもの

	分類	認証方法	特徴
保健機能食品	特定保健用食品（通称：トクホ）	国の個別許可	国が個々に安全性と健康維持への有益性を審査し、消費者庁が保健機能の表示を許可しているもの
	機能性表示食品	国への届出	事業者が安全性や機能性を届け出ることで、保健機能の表示を行っているもの
	栄養機能食品	自己認証	有益性に根拠のある栄養成分を、一定基準含むもの
その他	栄養補助食品、自然食品など	—	特に許可や届出、基準などによる評価はされておらず、保健機能の表示ができないもの

多くの人が健康食品に"期待"しているもの

ところが、日本人にはこの健康食品を、「摂取することで病気が治る[2]」、「病気の予防を目的に使える[3]」といったように、医薬品と同じような効果を期待できるものと誤解している人が多い、とされています。中には「医薬品では治せない症状に効く[4]」と、むしろ医薬品を上回る性能のアイテムだと考えているケースまであるようです。もちろん、そんなことは"あり得ない"のですが、不思議なことに、健康食品を利用している人の半数以上がその効果を実感できており、その購入に満足している[注3][4,5]、という調査結果も得られています。健康食品の利用者は、いったいどんな効果を実感しているのでしょうか。

ここで1つ重要になるのが、健康食品の摂取で実感できる効果とは、なんらかの薬理作用に基づく"医薬品的な効果"ではなく、"おまじない的な効果"である可能性がある、という点です。一般的に、健康食品に関心を持つようになったきっかけの多くは、身体的不調を感じたときや、健康診断で異常を指摘されたとき、つまり自分の健康になんらかの不安を感じたとき[4]とされています。そんな中で、事態打開のために自分で探し、

注3) 一方で、満足しなかった人の8割は「期待したほどの効果がなかった」を理由に挙げています。

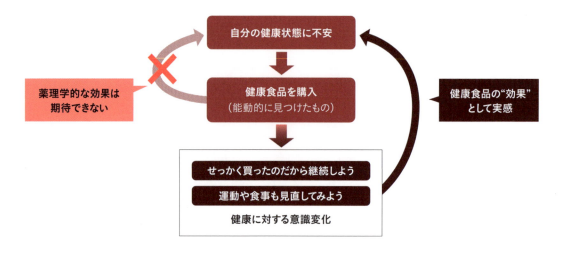

図14-1 健康食品の購入・摂取によって"実感できる効果"

選び、購入して、能動的に摂取しようと決めた健康食品では、恐らく大きな「プラセボ効果」を期待できるはずです。また、この健康食品の購入というイベントは、「せっかくだから運動も頑張ってみよう」と、自分の生活習慣を是正するきっかけとなり、健康食品を利用している間はその習慣が継続する、といった影響も考えられます。こうした健康に対する意識変化[注4]が、巡り巡って自分の健康状態に良い影響を与え、それを「健康食品の効果」として実感している可能性があります（図14-1）。

薬剤師は、健康食品を"医薬品的な効果"の面から一刀両断に切り捨ててしまいがちですが、患者さんにとってはこうした"おまじない的な効果"が少なからず発揮されている可能性がある、という点を踏まえて対応する必要があります。

② 健康食品を摂取することのリスク

しかし、ここで見落としてはいけないのが、健康食品の摂取にはリスクもある、という点です。たとえば、ウコンやプロポリス、杜仲茶、ローヤルゼリーといった人気の健康食品でも、肝障害などの報告はたくさんあります[6]。さらに、健康食品は医薬品と違って"ゼロリスク"で試せる、と勘違いしている人が多いため、こうした副作用に気づきにくく、医薬品による肝障害よりも重症化しやすい、という報告もあります[7]。そもそも、"健康食品"と謳っておきながら、実際にはなんらかの薬物が含まれていたというケース[注5]も枚挙に暇がありません。

また、健康食品が医薬品の体内動態に影響することも珍しくはありません。セントジョーンズワートによるCYP阻害作用や、青汁・クロレラなどとワルファリンの相互作用が有名ですが、ほかにも抗ウイルス薬[9]、

注4)「健康食品」なしでもこの意識変化を維持できるのであれば、わざわざ「健康食品」を利用する必要はない、とも言えます。

注5) 最近でも、花粉症への効果をほのめかした健康茶に「ステロイド」が含有していた、という事例がありました[8]。

アスピリン[10]、抗てんかん薬[11]などでも健康食品との相互作用による健康被害が報告されています。ところが、健康食品の利用者の9割以上は、医薬品との相互作用を気にしたことがなく[12]、ほとんどの人は健康食品を摂取して良いかどうか医師や薬剤師に事前確認しない[5,13]、ということがわかっています。

あるいは、こうした健康食品が必要以上に高額で、患者さんの生活基盤を揺るがすようなものでないか、という経済的負担の面も注意する必要があります。不当に高額な商品でなくとも、その商品を販売しているメーカーが反医療・反科学的な主張をしている場合、患者さんはその健康食品を購入したことをきっかけに、大事な標準治療から遠ざけられてしまう恐れもあります。健康食品の導入には、身体的・薬理学的なリスクだけでなく、こうした経済的・情報的なリスクも潜んでいる、というところはしっかり押さえておく必要があります（図14-2）[注6]。

注6) そもそも、食事は「旬のものを美味しく、バランスよく食べる」というのが基本です。"特定の栄養素や成分"だけを凝縮し、"錠剤やサプリメントのような形態"で摂取する健康食品は、この原則から大きく逸脱したもの……のように思います。

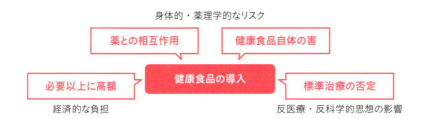

図14-2　健康食品を導入する際の各種リスク

【参考文献】
1) 栄養学雑誌. 2018; 6: 109-120.
2) 薬局薬学. 2020; 12: 95-107.
3) 日本病院薬剤師会雑誌. 2004; 40: 37-39.
4) 日本健康医学会雑誌. 2001; 10: 66-67.
5) 内閣府. 消費者の「健康食品」の利用に関する実態調査.
   https://www.cao.go.jp/consumer/iinkaikouhyou/2012/houkoku/201205_report.html
6) 肝臓. 2005; 46: 142-148.
7) Clin Gastroenterol Hepatol. 2018; 16: 1495-1502. PMID: 29307848
8) 国民生活センター. 花粉症への効果をほのめかした健康茶にステロイドが含有.
   https://www.kokusen.go.jp/pdf/n-20230412_1.pdf
9) AIDS. 2009; 23: 1184-1185. PMID: 19451798
10) Eur J Emerg Med. 2010; 17: 17-19. PMID: 19451826
11) Age Ageing. 2001; 30: 523-525. PMID: 11742783
12) 日本老年薬学会雑誌. 2019; 2: 9-18.
13) 医療薬学. 2003; 29: 237-246.

＼ 説明を組み立てよう ／

```
┌─────────────────────────────────────┐
│   この健康食品、一緒に使っても良い？   │
└─────────────────────────────────────┘
                    ↓
```

相談していただきありがとうございます。
……ちなみに、どんなきっかけでこれを使おうと思われたのですか？[注7]

重要なストーリーの中で使用を始めたものの場合
なるほど、それだとなるべく使い続けたいものですよね。
今のお薬や治療と一緒に使っても問題ないか、確認しますね。

宣伝など、特に重要ではないきっかけで使用を始めたものの場合
なるほど、色々と健康に気を遣っておられるんですね。
今のお薬や治療と一緒に使っても問題ないか、確認しますね。

国立健康・栄養研究所「健康食品の安全性・有効性情報」（https://hfnet.nibiohn.go.jp/specialists/）などで治療上のメリット・デメリットを確認します[注8]。

身体的・経済的なリスク、標準治療の否定に繋がる恐れがある
☞ **情報提供を行い、利用中止を提案**
残念ながら、この商品は〇〇さんが使っている薬と飲み合わせが悪く、今の治療に悪影響を与える恐れ（or この商品を使った人が□□などの健康被害を受けたという報告）がありますので、安全のために利用は控えてもらった方が良いと思います[注9]。

同じ出費でできる、より安全で楽しく、快適な生活を実現できる代替案を提示できると◎。（例：温泉旅行、毎日の食事のちょっとしたグレードアップ、趣味への投資、寝具などの買い替え）

特に目立ったリスクは確認できない
☞ **積極的な利用は推奨しないが、継続は検討しても〇**
現状、特にこの商品に目立ったリスクは確認できないので、（積極的なオススメはしませんが）一緒に使ってもらっても大丈夫かなと思います。ただ、この商品を利用していることは、必ず他の病院・薬局でも毎回伝えるようにしてください[注10]。

注7）このステップを挟むことで、患者さんに「自分に寄り添ってくれる薬剤師だ」と思ってもらうだけでなく、その健康食品に対する"温度感"も踏まえた対応を考えられるようになります。

注8）健康食品であっても頭ごなしに否定することなく、情報を丁寧に確認することができれば、その患者さんとうまくマッチした"有益なアイテム"を見つけられることもあります。

注9）標準治療の否定に繋がり得る商品だった場合、実際の害や相互作用リスクに関わらず、「今の治療に悪影響を与える恐れがある」という理由で利用中止を提案しても良いと思います。

注10）今後の治療や薬の変更時にも、その健康食品を利用しているという情報は重要な判断材料になります。必ず医師・薬剤師に共有するよう伝えることが大事です。

Q.15 「メトホルミン」を服用しているが、お酒はちょっとくらい飲んでも良い？

薬剤師の説明で防ごう
- ☑ 過度な飲酒で「乳酸アシドーシス」を誘発してしまうこと
- ☑ たまに飲むお酒の楽しみを、全て奪ってしまうこと

押さえておきたいポイント
- ☑ 「メトホルミン」を服用している人は、過度なアルコール摂取で「乳酸アシドーシス」のリスクが高まる
- ☑ どこからを"過度なアルコール摂取"と考えるか、人によって基準がかなり異なる
- ☑ お酒は、食事や人との会話を楽しくさせて"幸福感"を得る重要なアイテムでもある

説明を始める前に

まずは、この質問が出てくる背景や事情を考えよう

　薬剤師には、安全な薬物治療や薬の適正使用という正義・大義名分がある^{注1)}ため、少しでもリスクのある行為については簡単に禁止・制限をしてしまいがちです。「お酒」も、その最たる例の1つです。「メトホルミン」の危険な副作用である乳酸アシドーシスを避けるという観点では、確かに飲酒は控えた方が無難です。しかし、安易な禁止・制限は、意外と患者さんの日常生活を窮屈にし、幸福感を削ぐ可能性があるものだ、ということを自覚する必要があります。

注1) 自分に"正義"があると感じていると、人はその"正義"を振りかざして他人を傷つけがちです。

考えるポイント

①「メトホルミン」による乳酸アシドーシスのリスク

　「メトホルミン」は1960年代に登場した古い薬ですが、血糖値を下げるだけでなく、実際に心血管イベントの発症を抑制する効果が確認されている[1]ことや、値段が安く費用対効果に優れることから、日本を含め世界の糖尿病治療において今でも第一線で広く活躍しています。この「メトホルミン」で注意したい副作用が、乳酸アシドーシスです。「メトホルミン」

は、主に肝臓での糖新生を抑制することで効果を発揮しますが、このとき血液中には消費されなくなった乳酸が蓄積しやすくなります（図 15-1）。通常は、乳酸が多少増えても十分に代謝されるため問題にはなりませんが、特定の条件が重なると乳酸が大量に蓄積して、血液が酸性に傾く乳酸アシドーシスを起こすことになります。

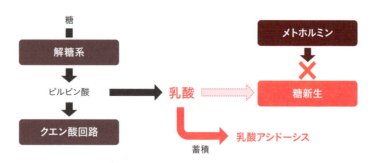

図 15-1　乳酸アシドーシスのメカニズム

　乳酸アシドーシスの発症頻度は、日本人で 10 万人年あたり 6 人程度[注2)2)]とかなり稀なものではありますが、予後が悪く、医療の発達した現代でも 4 人に 1 人は死亡する[注3)4)]という報告もあるほど、危険な副作用です。そのため、乳酸アシドーシスを起こしやすい患者さん（表 15-1）では、「メトホルミン」の使用を慎重に検討する必要があります[5)]。

表 15-1　乳酸アシドーシスを起こしやすい患者さん

投与しないことを大前提とする	食事を口から摂取できない、寝たきりなど、全身状態が悪い患者さん
投与を慎重に検討する	eGFR が 30 mL/min/1.73 m² 未満[注4)]の腎機能障害がある患者さん
	脱水、シックデイ、嘔吐・下痢、過度のアルコール摂取者
	高度の心血管・肺機能障害、手術前後、肝機能障害
	75 歳以上の高齢者（腎機能や肝機能が低下していることが多い）

　ここでリスク因子の 1 つに挙げられているのが、"過度のアルコール摂取"です。アルコール摂取量が多いと、肝臓での乳酸代謝能力が低下するため、ますます乳酸が蓄積しやすくなるからです。しかし、どこからが"過度のアルコール"で、どこまでが"適度なアルコール"なのか、具体的な目安は明確にされていません。そのため、薬剤師としての指導も「飲み過ぎないように」という曖昧な指示になったり、あるいはリスクのある患者さんの場合にはそもそも飲酒を全面的に禁止したり、といった画一的な対応になりがちで、効果的なアドバイスをしづらい状況にあります。

注 2）日本人の乳酸アシドーシスの発症率は、「メトホルミン」の投与量 1,000mg/日未満と 1,000mg/日以上とで差がなかった、という報告があります[3)]。

注 3）メトホルミン関連の乳酸アシドーシスの致命率は、2000 〜 2013 年は 25％ですが、1960 〜 1993 年では 47％だった、とされています[4)]。

注 4）eGFR が 30 以上では乳酸アシドーシスの増加は確認されなかった一方、30 未満では 2 倍以上に増加した、というアメリカのコホート研究があります[6)]。

どこからが "過度" なアルコール？

アルコールの許容量は個人差が大きいですが、厚生労働省は「1日20g程度のアルコール」までを "節度ある飲酒" と定義しています[7]。これは、ビールであれば中ジョッキ1杯、ワインであればグラス1杯半、日本酒であれば1合程度の量に相当します（表15-2）。

表15-2 アルコール約20gに相当するお酒の量

お酒の種類	アルコール約20gに相当する量の目安
ビール・酎ハイ（5%）	中ジョッキ1〜1.5杯（350〜500 mL）、ロング缶または中瓶1本（500 mL）
強めの酎ハイ[注5]（9%）	通常缶3/4、またはロング缶1/2程度（280 mL）
ワイン（12%）	グラス1杯半、またはハーフボトルの1/2程度（180 mL）
日本酒（15%）	1合より少なめ（160 mL）
焼酎（30%）	0.5合（90 mL）
ブランデー（43%）	ダブル（60 mL）

注5）近年は、アルコール度数が高く、容量も多い酎ハイが発売されているため、「酎ハイ1缶」という表現にも注意が必要です。

お酒をよく飲む人にとって、この量は意外と "少ない" と感じるかもしれませんが、実際に常用量の「メトホルミン」で重度の乳酸アシドーシスを起こした症例では、1日あたり日本酒3合（アルコール60g相当）[注6]を日常的に飲用していたことが報告されています[8]。そのため、「メトホルミン」を服用している人の場合、どれだけ多く飲む日であっても、"アルコール量として1日20gを上限" とするのが、1つの基準として妥当と考えられます。もともとお酒に強い人でなくとも、忘年会やお花見、お盆休みなどの機会では、このくらいの量は簡単に超えてしまう可能性があるため、注意が必要です。

注6）厚生労働省の定義では、アルコール60gは "過度な飲酒" に定義されます[8]。

「乳酸アシドーシス」の初期症状は？

乳酸アシドーシスでは、吐き気や腹痛・下痢といった消化器症状のほか、過呼吸や血圧低下、倦怠感、筋肉痛などの症状が現れます。受診や発見のきっかけとしては「吐き気」や「食欲不振」がよく報告されている[9,10]ため、呼吸数[注7]と併せて注意喚起しておくのが良いと考えられます。一方で、こうした消化器症状や倦怠感などは "二日酔い" の症状ともよく似ており、初期症状では見分けがつかないこともあります。お酒を飲み過ぎると、乳酸アシドーシスの引き金になるだけでなく、二日酔いと紛らわしい症状でその発見を遅らせる恐れもあるため、二重の意味で避ける必要があります。

注7）通常、成人では1分間に12〜20回の呼吸数（1回の吸って吐いてに3秒以上かかるペース）とされています。

②「お酒」を飲むことで得られるもの

「酒は百薬の長」という言葉があるように、従来"適度"な飲酒の習慣は身体に良い、と考えられてきました。しかし、1日1杯程度の少量の飲酒であっても、全く飲まない人に比べると死亡リスクは 0.5 %ほど高くなること[注8][11]、過度な飲酒ではなくてもがんの発症率は 1.2 倍ほど高くなること[12]などが報告されているように、飲酒は少量であっても医学的にはデメリットの方が大きいことは数多く報告されています。そのため、「メトホルミン」を服用していようがいまいが、飲酒を控えられるのであれば控えた方が良いというのは間違いありません。

しかしその一方で、お酒は食事や会話を楽しく感じさせ、一時的な幸福感[注9]を得るのに役立ちます[13]。また、日本人の幸福度は食事の質と大きく関連することがわかっていますが、適度なお酒は食事の質を高める重要な要素でもあります[14]。そのため、安易に飲酒機会を全て奪ってしまうことにも一定のデメリットがある、と言えます。どの程度の飲酒であれば許容できる程度のリスクにおさまるのか、その1つの目安として"節度ある飲酒"の基準を伝えるとともに、この範囲を逸脱しそうな患者さんや、そもそも飲酒自体を控えた方が良い患者さんには強めの制限を設けるなど、個別の事例に合わせて臨機応変に対応することが大切です。

また、もし飲酒をする際には下記のような"飲み方"を心掛ける[15]ことで、アルコールの摂取量を減らしたり、低血糖や脱水を防いだりするのに役立ちます（表15-3）。どうしても飲みたいという患者さんに対応する際は、こうしたアドバイスも添えるのが効果的です。

注8）1日2杯では 7.0 %、1日3杯では 37.0 %のリスク上昇が確認されており、飲酒量が増えれば増えるほど死亡リスクは高くなるようです[9]。

注9）この「一時的な幸福感」というものが、人生においては意外と重要なのかもしれません。
※筆者は日本酒が好きです。

表15-3　糖尿病患者が安全に飲酒をするための案

☑	"飲み過ぎ"は、生命を脅かす恐れのある「乳酸アシドーシス」の引き金になる恐れがある、と認識する
☑	お酒を飲む際にも、きちんとバランスの良い食事を摂る
☑	お酒を飲むときは、こまめに「水」も一緒に飲む（脱水を防ぐ）
☑	周囲の人に「お酒を控えている」ことをきちんと伝える
☑	パーティや宴会では、お酒とよく似た色のウーロン茶やノンアルコール飲料を利用する
☑	吐き気や腹痛、過呼吸などの症状が現れた場合は、速やかに医師に相談する

【参考文献】

1) BMC Endocr Disord. 2015; 15: 49. PMID: 26382923
2) Pharmacoepidemiol Drug Saf. 2016; 25: 1196-1203. PMID: 27221971
3) Diabetes Ther. 2021; 12: 1129-1141. PMID: 33677755
4) Pharmacoepidemiol Drug Saf. 2014; 23: 1123-1127. PMID: 25079826
5) 日本糖尿病学会．ビグアナイド薬の適正使用に関する Recommendation（2020 年 3 月 18 日改訂）．
6) JAMA Intern Med. 2018; 178: 903-910. PMID: 29868840
7) 厚生労働省．健康日本 21：アルコール．
   https://www.mhlw.go.jp/www1/topics/kenko21_11/b5.html
8) 多根総合病院医学雑誌．2018; 7: 59-63.
9) 糖尿病．2014; 57: 188-196.
10) 日本臨床救急医学会雑誌．2021; 24: 743-746.
11) Lancet. 2018; 392: 1015-1035. PMID: 30146330
12) Cancer. 2020; 126: 1031-1040. PMID: 31814116
13) Soc Sci Med. 2016; 156: 184-191. PMID: 27043371
14) J Nutr Health Aging. 2018; 22: 341-353. PMID: 29484347
15) 米国糖尿病学会．Alcohol and Diabetes．
    https://diabetes.org/health-wellness/alcohol-and-diabete.
16) Drug Alcohol Depend. 2020; 208: 107880. PMID: 32004997
17) Ann Intern Med. 2015; 163: 191-204. PMID: 26054060

説明を組み立てよう

「メトホルミン」を服用しているが、お酒はちょっとくらい飲んでも良い?

→ **そもそも飲酒を控えるべき患者さんや、「ちょっと」では済まなそうな患者さんの場合**[注10]
そうですね、〇〇さんの場合、身体の状態や薬の内容から、お酒がきっかけで命に関わる事態を起こす恐れもあるので、「ちょっと」であっても避けてもらった方が良いです。

↓

→ **「ちょっと」くらいなら飲んでも大丈夫そうな患者さんの場合**
そうですね、飲み過ぎは避けてもらう必要があるのですが、何かお酒の席に誘われたりしましたか?[注11]

→ **家族や友人から、「ちょっと」なら平気では?と言われた**
なるほど、確かに「ちょっと」なら大きなリスクには繋がらないと考えられますが、その「ちょっと」というのが意外と少なくて、具体的には……。

→ **忘年会、歓送迎会、お花見の席に誘われた**
なるほど、それは一緒に楽しみたいですよね。"飲み過ぎ"ると命に関わる副作用の引き金になることがあるので注意してもらいたいのですが、「ちょっと」くらいの目安は、たとえば……。

→ **実は先日、「ちょっと」飲んでしまった**
そうだったんですね、大事な情報を教えていただきありがとうございます[注12]。ちなみに、どのくらいの量を飲まれました?

↓

「ちょっと」と言えるお酒の量を具体的に説明[注13]
☞ 糖尿病治療の観点からは、「そもそも飲酒は控えた方が良い」ことを原則に。
☞ "節度ある飲酒"は、1 日にアルコールとして 20 g を超えないことが 1 つの目安。
☞ より安全にお酒を楽しむために、表 15-2 のような飲み方を心掛けることが重要。

↑

→ **ストレス解消や入眠のためにお酒を利用しようとしている場合**
お酒を飲んではいけない、というわけではないが、お酒を飲む目的が不適切なので別の方法も提案[注14,15]
☞ ストレス解消には、身体を動かしたり、趣味を見つけたり、ゆっくり過ごす時間を作ったりする方が優先。
☞ お酒を飲むと眠りが浅くなるため、むしろ逆効果。

注10)そもそも、医師から飲酒を禁止されているケースもあります。安易に「ちょっとくらいならOK」と言うと、「薬剤師がお酒を飲んでも良いと言った」というような話にされてしまうこともあるため、注意が必要です。

注11)まずは「何かに誘われた?」と尋ねることで、患者さんをいきなり否定せず話を聞くという姿勢を示しつつ、お酒を飲む"目的"や"場"も一緒に聞き出すことができます。

注12)ここで、お酒を飲んだことを責めるような態度をとると、次からは「飲んでいること」を教えてくれなくなってしまうため、注意が必要です。

注13)お酒の強さは個人差が大きいため、「ちょっと」が意味している量も大きくことなります。具体的な量を提示する必要があります。

注14)ネガティブな気持ちでお酒を飲み始めると、お酒の量は増える傾向にあります 16)。

注15)アルコール摂取を控えることも、慢性的な不眠の改善に有用とされています 17)。

Q16 子どもの保湿剤、「お風呂上がりすぐ」の方が良いですか?

薬剤師の説明で防ごう
- ☑ "すぐ"を強く意識するあまり、大きな負担を親に強いてしまうこと
- ☑ のんびりしていて、肌が乾燥して痒みなどの症状が現れてしまうこと

👍 押さえておきたいポイント
- ☑ 理論上、お風呂上がりに皮膚が乾燥し切ってしまう前に保湿剤を使えた方が、高い効果を期待できる
- ☑ 「お風呂上がり直後」でも「20〜30分後」でも、保湿剤の効果にそこまで大きな違いは出なさそう
- ☑ 入浴〜お風呂上がりは、親はとても大変

説明を始める前に

まずは、この質問が出てくる背景や事情を考えよう

"入浴"は日常生活でもわりと負担の大きなイベントです。とりわけ小さな子どもを複数育てている親にとっては、お風呂で溺れないように[注1]、勝手にお風呂から出て家の中を走り回ったりしないように、湯冷めして風邪をひかないようにと、かなり神経を使うものです。そこに、「お風呂上がりはすぐ保湿剤を使わなければならない」というタスクが上乗せされたときのプレッシャーは、想像に難くありません。アトピー性皮膚炎の子どもに対する保湿は、根気強く続けることが何より大切ですが、そんな毎日を過ごしている親御さんにとっても"継続可能"な、負担の少ない保湿の方法を提案できるかどうかは、薬剤師の腕の見せ所でもあります。

注1) 入浴中の乳幼児の溺水事故は、ほんの数秒だけ目を離した隙にも起こってしまいます。特に、声もあげずに"静かに沈んでしまう"ことが多いことに注意が必要です。

考えるポイント

① 保湿剤はなぜ「お風呂上がりすぐ」が良いのか?

「白色ワセリン」や「ヘパリン類似物質」などの保湿剤を使うタイミングは、特に添付文書上で指定されているわけではありません。そのため、基本的には患者さんにとって都合の良いタイミングで使ってもらって大丈

夫です。しかし、入浴後の肌は普段よりもやや乾燥しやすい傾向にあります[1,2]。これには色々と理由がありますが、肌から脂質が失われたり、タオルなどで肌をこすったりすることなどが影響していると考えられています。このとき、体温の上昇や皮膚の乾燥によって痒みの症状が悪化しやすいため、通常はお風呂上がりすぐ、肌が乾燥し始める前に保湿剤を使うことが推奨されています（全身に保湿剤を使うのであれば、服を着る前の方が塗りやすいというのもあります）。

　実際、こうした保湿剤によるスキンケアは、アトピー性皮膚炎の症状を落ち着かせたり、再燃を防いだりするのに役立つことも報告されています[3-5]。そのため、症状があるときだけでなく、症状が落ち着いてきてからも根気強く保湿剤を使ってスキンケアを続けることが非常に大切です[注2)6,7]。

「お風呂上がりすぐ」とは、具体的に何分以内？

　この「お風呂上がりすぐ」という言葉は、人によって受け取り方が異なります。「お風呂から上がって寝るまでの間」と解釈する人もいれば、「お風呂から上がったら、とにかく大急ぎで」と理解する人もいます。後者のような受け取り方をしてしまった場合、子どもをお風呂に入れた後、自分はびしょ濡れのまま、髪も身体も乾かさずに、風邪をひきそうになりながら子どもの保湿剤を一生懸命に塗る……、なんてことも起こり得ます。こうした無理のあるスキンケアは、いずれどこかで挫折してしまうため、避けた方が良いです。

　なお、お風呂から上がってそのまま20分が経過すると、入浴前よりも肌の水分量が減ってくるようですが、この入浴後の皮膚の乾燥は保湿剤を使うことで防ぐことができます[2]。保湿剤を使うタイミングはお風呂上がり1分後と30分後でそれほど保湿効果に差はない[注3)2,8]ことが確認されているため、通常のスキンケアであれば30分以内、お風呂上がりに肌が乾燥して痒みが強まる子どもの場合は20分以内くらいを目安にするのが良いと考えられます。少なくとも、お風呂から上がったら1分1秒を争って保湿剤を塗らなければならない、というようなものではない、と言えます。

② どの保湿剤を選ぶのが良い？

　一般的に、「白色ワセリン」のように皮膚の乾燥を防ぐ「エモリエント効果」よりも、「ヘパリン類似物質」のように皮膚に潤いを与える「モイスチャー効果」の方が保湿効果は高いことが知られています（表16-1）[8]。

注2）生後2年以内に発症したアトピー性皮膚炎は、19.4％が1年以内、48.7％が4年以内に寛解する[6]とされていますが、一方で12歳以降まで持ち越すと寛解に至りにくい可能性が指摘されています[7]。"終わりの見えないスキンケア"は負担が大きいため、「今が頑張りどころ」と伝えることも重要です。

注3）肌が健康な人であれば、1分後と60分後でも、皮膚の水分量に統計学的な有意差はつかなかった、という報告もありますが、1分後の方がやや優勢な傾向が見られます[8]。

表 16-1　保湿剤の分類

分類	保湿のメカニズム	代表的な薬剤
エモリエント効果	肌を油の膜で保護し、乾燥を防ぐ	白色ワセリン
モイスチャー効果	肌で水分を集めて保持する	ヘパリン類似物質、尿素

　一方で、実際にアトピー性皮膚炎や手湿疹などの治療に用いる際、「白色ワセリン」と「ヘパリン類似物質」どちらの治療効果が優れているか、という優劣はまだはっきりとはしていません[9]。むしろ、より効果の高いとされる「ヘパリン類似物質」ですが、値段が高い[注4]ことから節約しながら使う人も多く、こうしたケースでは本来の高い保湿効果が得られない[10]こともあります。つまり、場合によっては、患者さんが気兼ねなく、たっぷりと使える「白色ワセリン」の方が得られる保湿効果は高くなる、ということも十分に起こります。薬の性能だけでなく、患者さんの経済事情や薬の使い方も踏まえて選べるように情報収集しましょう。

注4）「ヘパリン類似物質」は、「白色ワセリン」よりも高価で、たとえば『ヒルドイドソフト軟膏』と『プロペト』では10倍近く値段が異なります。

保湿剤の適した量は

　保湿剤の適量を考える際に、よく目安として用いられるのが、「1FTU（Finger Tip Unit）」という指標です[11]。人差し指の指先から第一関節までチューブから出した量（＝ 1FTU）で、大人の手のひら2枚分の面積に塗布する、というものですが、チューブの口径によっても量は変わる[12]ため、5〜10 gくらいの小さなチューブでは注意が必要[注5]です。保湿剤では、ほかにも"塗布した後の皮膚にティッシュペーパーをかぶせた際に、ハラリと落ちずに少しひっかかるくらい"に塗る、という目安もよく用いられます。

　いずれにせよ、保湿剤の適量は多くの人が考えているよりも"多め"です[10]が、どうしても使う量が少なくなってしまう場合には、大きめの容器で調剤する[13]、という方法もあります。

注5）1FTUをチューブから出した際の目安
・5 g容器：0.22〜0.25 g
・10 g容器：0.31〜0.34 g
・25 g容器：0.45〜0.54 g
・50 g容器：0.74 g

【参考文献】

1)　J Wound Ostomy Continence Nurs. 2008; 35: 84-90. PMID: 18199943
2)　Pediatr Dermatol. 2009; 26: 273-278. PMID: 19706087
3)　J Eur Acad Dermatol Venereol. 2018; 32: 1180-1187. PMID: 29419920
4)　Pediatr Dermatol. 2017; 34: 282-289. PMID: 28271540
5)　Adv Ther. 2017; 34: 2601-2611. PMID: 29143926
6)　Br J Dermatol. 2014; 170: 130-135. PMID: 23980909
7)　Allergy. 2018; 73: 696-704. PMID: 28960336
8)　日本皮膚科学会雑誌．2011; 121: 1421-1426.
9)　Am J Clin Dermatol. 2015; 16: 341-359. PMID: 26267423
10)　皮膚の科学．2006; 5: 311-316.
11)　Clin Exp Dermatol. 1991; 16: 444-447. PMID: 1806320
12)　Lancet. 1989; 2: 155. PMID: 2567912
13)　Dermatol Online J. 2020; 26: 13030/qt9rp7t2p2. PMID: 32621696

＼ 説明を組み立てよう ／

子どもの保湿剤、「お風呂上がりすぐ」の方が良いですか？

↓

お風呂上がりって、色々大変ですよね。普段はどのくらいのタイミングで使われていますか？

1分1秒を争って、大急ぎで保湿剤を使っている

保湿剤はお風呂上がり早くに使えた方が高い効果を得られるので、その頑張りで〇〇ちゃんの肌もきっと良くなっているはずです。でも、"すぐ"を続けるのが大変であれば、「20～30分以内」くらいでも保湿効果は大きくは変わらないので、そのくらいを目安にしてもらっても大丈夫ですよ[注6]。

およそ20～30分以内には保湿剤を使えている

肌が乾燥し始める前に保湿剤を使えるのが良いですが、お風呂上がりの1分後と20～30分後とで、保湿効果にほとんど差はありませんので、今のままで大丈夫ですよ[注7]。

30分以上、時間があいてしまうことがある

お風呂上がりから30分を過ぎると肌は乾燥し始めるので、痒みなどの症状が出てきやすくなりますが、腕や首あたりをよく掻いているとか、そういった兆しはなさそうですか？

☞ **痒みなどの症状が出ていそう**
20分以内くらいを目安に保湿剤を使えるように提案・指導します。

☞ **痒みなどの症状には困っていなさそう**
1時間以内くらいまでは許容しつつ、継続できる保湿を提案します。

☞ **保湿剤を"使いにくい"と感じている要因はないか？**[注8]
「お風呂上がり」に限らず、今の保湿剤を使いにくい事情があって、時間がかかっている可能性もあります。
「片手で開けられる製剤」、「一度にたっぷり使いやすい大きな容器」、「伸ばしやすい泡タイプ」など、製剤ごとの特徴を知っておくと、剤型変更で解決するという選択肢も考えられます。

注6）これまでの親御さんの"頑張り"を「無駄」「無益」と感じさせないために、まずは薬剤師として肯定する一言を挟みましょう。

注7）家庭によっては、お風呂上がりに独自のルーティン（例：牛乳を飲む）がある場合があります。そこにうまく保湿を組み込めるようなお話ができると〇。

注8）患者さんの事情に最も適した特徴を持つ医薬品を「製剤」の面から選ぶことができるのも、薬剤師の強みの1つです。

Q.17 うっかり室温が30℃を超えていた。インスリンは大丈夫？

薬剤師の説明で防ごう
- インスリンが高温に曝され、治療効果にも悪影響を及ぼしてしまうこと
- インスリンの保管・管理に大きな負担を感じ、治療を挫折してしまうこと

押さえておきたいポイント
- インスリンはタンパク質のため、高温に曝されると失活してしまう恐れがある
- インスリン製剤を冷蔵庫で保管すると、凍結や故障の原因になる
- 高温による影響は、有無ではなく"程度"で対応を考える必要がある

説明を始める前に

まずは、この質問が出てくる背景や事情を考えよう

　使用中のインスリン製剤は、高温や低温を避けて、室温（1～30℃）^{注1)}で保管するように、ということを我々薬剤師はよく指導します。しかし、近年は酷暑が多く、部屋の温度が30℃を上回ってしまうことも珍しくありません。こうした高温に曝されたことで、「薬の効果がなくなってしまったのではないか」と不安を感じる患者さんに寄り添った対応をするためには、インスリン製剤が高温によって具体的にどのくらい影響を受けるのか、その"程度"を知っておくことが重要になります。

注1)「室温」と言うと、多くの患者さんは「部屋の温度」を連想しますが、日本薬局方では「1～30℃」と定義されています。

考えるポイント

① 高温に曝されたインスリン製剤は、どのくらい効力が落ちるのか

　タンパク質が主体であるインスリン製剤は、極端な高温や低温に曝されると変性し、その薬効が失われてしまう可能性があります。実際に、31℃で保管された場合は4週間で5～13.5％、37℃で保管された場合は1週間で15.4％ほど含量が低下する[1)]という検証結果や、こうした高温による含量の低下は、血糖値の5～7 mg/dL程度の差として現れる[2)]

という動物実験の報告もあり、警戒する必要があります。近年、日本でも7〜8月は気温が30℃を超えることは珍しくありません。特に、仕事などで部屋を留守にする時間が長い患者さんの場合、エアコンを消して窓を締め切っている日中、部屋の温度は長時間にわたって30℃を超え続ける可能性があります。そういった意味では、"成り行きに任せた部屋の温度"でインスリン製剤を保管していると、高温による何かしらの影響を受けることは避けられない、と考えるのが妥当です。

ただし、インスリン製剤が高温によって"どのくらい"影響を受けるのか、それが実際の治療効果にも影響を及ぼすほどのものになるのかどうかは、高温に曝された時間、その温度の高さ、あるいはインスリン製剤の種類によっても変わります。そのため、個々の患者さんの状況に合わせて影響の大きさを推定[注2]し、個別に対応していく必要があります。

「高温に曝された時間」による影響の違いを考える

近年、日本でも酷暑が多いとは言え、基本的に夜になれば気温は30℃を下回る[注3]ため、"成り行きに任せた部屋の温度"で管理していても、30℃を長期間にわたって超え続けることは通常あまり起こりません。実際、熱帯地域の居住空間でも室温は25〜37℃で変化しますが、この温度環境下で12週間保管したインスリン製剤では、特に視覚的変化や含量の低下は起こらなかった、というデータも得られています[1]。そのため、「室温が30℃を超えた」のが数時間程度の一時的なものなのか、あるいは数日〜数週間ほどにわたって続いたものなのかは、なるべく正確に確認する必要があります。

「温度の高さ」による影響の違いを考える

25〜37℃では影響を受けなかったインスリン製剤であっても、80℃の高温であれば30分間という短時間で含量は大きく低下することがわかっています[1]。医薬品が高温に曝される場面としては、薬局で薬を受け取ってから家に帰るまでの間に寄り道をした際、自動車の中に薬を置きっぱなしにしていた、というケースがよくあります[3,4]。夏の晴れた日であれば、気温は34℃程度であっても、屋外に停められた車内の温度はわずか30分で45℃を超え[5]、最高70℃にまで達することもあります[6]。このような極端な高温に数時間ほど曝されたインスリン製剤の場合[注4]は、治療効果に影響がないとは言い切れません。「30℃を超えた」というのが、36〜37℃程度なのか、50℃や60℃を超えるような極端な高温なのか、という点も重要な判断基準になります。

注2）「変性したインスリン製剤を実際に投与してみた」という臨床試験は、倫理上行うことができない（※被験者にデメリットしかない）ため、こうした疑問に関しては製剤学などの知識を活用して考える必要があります。

注3）2023年7〜8月の東京で、最低気温が25℃を下回らなかった"熱帯夜"は40日以上ありましたが、30℃を下回らなかった日は観測されていません（気象庁）。

注4）インスリン製剤のほかにも、軟カプセル剤や坐薬は溶けてしまったり、「膠飴」を含む漢方薬（例：大建中湯や黄耆建中湯）はベタついたり、といったトラブルも起こります。

「製剤」による影響の違いを考える

　インスリングラルギン製剤である「ランタス」は、37℃で1ヶ月間保管した場合は規格に適合しなくなる[7]とされています。しかし、2～8℃で保管した製剤と比べたクロスオーバー試験では、21日間使用した後の血糖値変動に差はなかった、という報告もある[8]など、高温に対して比較的強い製剤である可能性が示唆されています。一方、「ヒューマリンN」や「ノボラピッド30ミックス」といった懸濁性のインスリン製剤の場合は、38℃で3時間保管しただけでも、濁度に明らかな変化が生じる[9]というデータがあります。つまり、同じインスリン製剤でも、高温によって受ける影響の大きさに違いがある可能性がありますので、各製剤のインタビューフォームに掲載された苛酷試験などのデータを参考に、個別に考える必要があります（図17-1）。

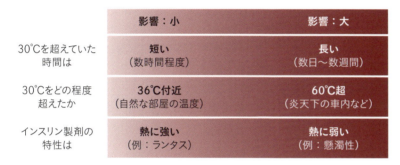

図17-1　インスリン製剤が受ける影響の大きさ

② 夏の「高温」を避けるために、どんなことができるか

　使用中のインスリン製剤は、基本的に冷蔵庫には入れずに、風通しが良く直射日光も避けられる場所で保管するのが適しています。しかし、もし部屋の温度が30℃を長時間にわたって上回ってしまいそうな場合は、一時的に冷蔵庫で保管する、という方法も提唱されています[10]。ただし、インスリン製剤は"凍結"しても効果が失われてしまう（注5）ため、冷蔵庫に入れる際には、冷気が直接当たることのないドア側ポケットなどで保管する必要があります。また、薬液が冷えていると注射の際に痛みが強くなるため、常温に戻してから使用することも重要です。さらに、冷蔵庫への出し入れで結露が生じると、デバイスに付属したダイヤルなどが故障する可能性もあるため、扱いには十分注意しなければなりません。

　なお、凍結保冷剤を入れたクーラーボックスでも、長時間にわたってインスリン製剤の保管に適した温度を維持できる[12]ことがわかっています。夏場にインスリン製剤を持って外出する際には、良い選択肢になります。ただし、この際もインスリン製剤が保冷剤と直接触れて"凍結"しないよ

注5）薬が極端な低温に曝されやすい状況としては、「航空機の貨物室」が挙げられます[11]。手荷物として機内へ持ち込む等の対応が必要です。

う、保冷剤はタオルで包んでおくのがポイントです。

使用中でも冷蔵庫保管ができるインスリン製剤へ切り替える、という方法も

　最近は、開封済・使用中であっても、2〜8℃の冷蔵庫保管できるインスリン製剤が登場しています[13]。「どうしても部屋の温度による影響が気になる」という場合には、これらの製剤に変更するということも選択肢に入れて考えても良いかもしれません（**表 17-1**）。

表 17-1　使用中でも冷蔵庫保管が可能なインスリン製剤の例

ノボラピッド注　フレックスペン
ノボラピッド注　フレックスタッチ
フィアスプ注 100 単位 /mL（バイアル製剤）
フィアスプ注　フレックスタッチ
トレシーバ注　フレックスタッチ
レベミル注　フレックスペン
ライゾデグ配合注　フレックスタッチ
ゾルトファイ配合注　フレックスタッチ[注6]

注6)「ゾルトファイ配合注 フレックスタッチ」は、インスリン（トレシーバ）と GLP-1 受容体作動薬（ビクトーザ）の配合剤です。

【参考文献】

1) PLoS One. 2021; 16: e0245372. PMID: 33534816
2) Indian J Med Res. 2009; 130: 166-169. PMID: 19797814
3) J Prim Health Care. 2013; 5: 146-150. PMID: 23748397
4) 医薬品情報学．2021; 22: 169-176.
5) 日本自動車連盟 (JAF). 晴天下のクルマの室内はどのくらい温度が高くなりますか？〜夏編．
6) Progress in Medicine. 2009; 29: 1125-1128.
7) ランタス注ソロスター インタビューフォーム．
8) BMJ Open Diabetes Res Care. 2022; 10: e003105. PMID: 36585035
9) 糖尿病．2009; 52: 977-981.
10) 日本くすりと糖尿病学会 適正使用検討委員会．高温環境下での糖尿病治療用注射製剤の保管に関する提案．
11) J Prim Health Care. 2013; 5: 146-150. PMID: 23748397
12) 糖尿病．2008; 51: 1017-1023.
13) ノボノルディスク．製剤の保管・保存・廃棄に関する注意点．
14) 糖尿病．2007; 50: 877-882.

＼ 説明を組み立てよう ／

うっかり室温が 30℃を超えていた。インスリンは大丈夫？

↓

いつも温度管理をしっかり行われているんですね、ご心配を共有していただきありがとうございます。
ちなみに、どのくらいの時間、何℃くらいになっていましたか？（どの製剤かも確認）注7)

↓

30℃付近で数時間程度、特に熱に弱い製剤でない場合

確かにインスリンは熱に弱い薬ですが、「部屋の温度が1週間ずっと30℃を超え続けていた」とか、「50℃を超える自動車の中に薬を数時間放置してしまった」といったものでなければ、薬の性質や効果には影響しないというデータもありますので、今回のケースであれば基本的に問題はなさそうと考えてもらって大丈夫です注8)。

↓

同じインスリン製剤を使い続けることに対する不安のフォロー

ただ、そのインスリンを使っていて、今後もし血糖値に"異変"が出てくるようなことがあれば、そのときは私からも医師に事情を説明しますので、いつでもご連絡ください注9)。
（※その際の薬代は全額自己負担になる可能性があることも説明）

↓

極端な高温、長期間にわたる、熱に弱い製剤のいずれかに当てはまる場合

・治療に支障を来たす恐れがあることを伝え、今後の対応を検討
☞ 高温に曝されたインスリン製剤の使用は中止し、新しい製剤を使うように指導。
☞ 医師に対して情報共有し、新しいインスリン製剤の追加処方を提案。

↓

今後も部屋の温度が30℃を頻繁に超えそうな場合は……

① 一時的に冷蔵庫で保管する方法、クーラーボックスを活用する方法などを提案
※ 凍結に注意する、使用時には常温に戻す、結露に注意する、注射針は必ず外すことなどを注意喚起注10)。
② 使用中の製剤も冷蔵庫で保管できる製剤への切り替えを検討
※ 製剤を変更する際には血糖値の変動が起こりやすいことに注意。

注7) そもそも温度管理を意識していなければ、30℃を超えたことにも気づけません。このひとことがあるだけで、印象は大きく変わるはずです。

注8)「どのくらいの状況であれば問題がありそうか」を具体的に提示すると、"今回のケース"がなぜ大丈夫そうなのか、はよりわかりやすくなります。

注9) 万が一、大丈夫でなかった場合にどういった対応ができるか、も伝えてあげると、より親切です。

注10) 針がついたままインスリン製剤を冷所保管すると、熱膨張の影響で空気混入・薬液の漏出を繰り返し、薬剤濃度が変化することがあります[14)]。

第4章 "答え方"を間違うと、とんでもない誤解やトラブルのもとになるもの

> この薬、妊娠中に飲んでも大丈夫？
> （さっき診察室でも確認したけど、やっぱり不安だな・・・）

> はい、これは妊娠中でも"安全"に使えるお薬ですよ。
> （患者さんが不安を解消できるよう、ここはしっかり説明しないと）

> そうですか、ありがとうございます。
> （良かった、この薬だったら流産や先天異常のリスクは"ない"んだ）

―何かトラブルが起きた―

> あのとき、薬剤師も「安全」って言ったのに！ 嘘つき！

患者さんからの質問に答える際には、「薬学的に正確な情報提供をする」だけで十分とは言えません。薬剤師の回答が、たとえ間違いの含まれない正確なものであったとしても、患者さんは全く違う意味に解釈してしまうことがあるからです。こうした認識のズレは、極めて大きなトラブルに繋がる恐れがあります。患者さんのためにも、あるいは自分を守る意味でも、自分の説明が患者さんのどんな解釈・認識・行動を促すことになるのか、その影響をしっかりと考えて言葉を選ぶ必要があります。

Q.18 妊娠中でも「アセトアミノフェン」なら安全ですか？

薬剤師の説明で防ごう
- ☑ 薬に関する不安を煽って、痛みや発熱を我慢させてしまうこと
- ☑ "安全"を、「自分に流産・先天異常は起こらない」という意味に受け取られること
- ☑ 万が一の際、医師や薬剤師が「嘘をついた」と誤解されること

押さえておきたいポイント
- ☑ 妊娠中の解熱鎮痛薬には、安全性が確認されている「アセトアミノフェン」が推奨されている
- ☑ ヒトには、薬を使わなくても一定の確率で流産や先天異常を起こしてしまうリスクがある
- ☑ 流産や先天異常が起きた際、因果関係はさておき、「使った薬」には疑いの目が向きやすい

説明を始める前に
まずは、この質問が出てくる背景や事情を考えよう

　妊娠中の女性が病院を受診した際、通常は「妊娠中」である旨を医師に伝えます。そのため、処方されている薬の内容も「妊娠中の女性」であることを前提にしたものになっていることが一般的です。しかし、その状況で改めて薬剤師に対して「アセトアミノフェンは安全かどうか」を質問しているということは、"念のための確認"であったり、あるいは医師の説明だけではどこか不安を解消できなかったり……、といった事情が考えられます。そのため、薬剤師にはより丁寧な対応、より具体的な説明が求められます。

考えるポイント
① 妊娠中の「アセトアミノフェン」の安全性

　解熱鎮痛薬には色々な種類の薬がありますが、「ロキソプロフェン」や「イブプロフェン」、「アスピリン」などのいわゆるNSAIDsは、妊娠後期（28週以降）に使うと胎児の動脈発達に悪影響を与える恐れがあることから、添付文書上も禁忌に指定（※外用薬も含む）されています[1]。では28週以前であれば大丈夫かというと、そういうわけでもありません。2020年

10月にアメリカ食品医薬品局（FDA）は、胎児の腎臓への悪影響を考慮し、妊娠20週以降の時点でNSAIDsの使用は避けることを推奨する見解を発表しています[注1)2)]。

また、20週以前のNSAIDsの使用に関しても、流産リスクと関連があるという報告[3)]と、関連がないという報告[4)]があり、安全とは言い切れません。

一方で、「アセトアミノフェン」は妊娠中に服用しても流産[3)]や先天異常[5)]に影響しない[注2)]ことが確認されており、妊娠中の女性が解熱鎮痛薬を使う際の選択肢として推奨[6)]されています。このことから、妊娠の予定・可能性がある女性の場合は解熱鎮痛薬を予め「アセトアミノフェン」に切り替えておく、あるいは妊娠が判明した時点で「アセトアミノフェン」に変更するといった対応を行うのが基本になります。

リスクとベネフィットを天秤にかけた結果、"NSAIDsを使う"という判断をすることもある

解熱鎮痛薬の中で、「アセトアミノフェン」は妊娠中でも安全に使えるという長所がありますが、一方でNSAIDsに比べると、筋骨格系の痛みや頭痛、生理痛など各種痛みに対する鎮痛効果はやさしめな傾向[注3)]にあります[8-10)]。そのため、痛みが強く「アセトアミノフェン」では十分な効果が得られない場合などには、妊娠中の女性に対してもリスクを承知の上でNSAIDsが使われることもあります（ただし、その際は必要最小限にとどめた使い方をすることや、羊水量を適宜確認することなどが添付文書にも記載されています[1)]）。「何がなんでも絶対に使ってはいけない薬だ」と誤解されるような伝え方をしないよう注意が必要です。

②「安全」という言葉は、どう受け取られるか？

「アセトアミノフェン」の安全性について説明をする際、特に気をつけたいことがあります。薬剤師が「アセトアミノフェン」について「妊娠中でも安全に使えます」、「妊娠中でも安全な薬です」といった説明をした場合、それは薬学的になんら間違った説明ではありませんが、その"安全"という言葉は患者さんにどう解釈される可能性があるか、という点です。

もし患者さんが、「この薬を使っても流産・先天異常は起こらない（ゼロリスク）」と受け取ってしまうと、どんなことが起こるでしょうか。そもそもヒトには、薬を全く使わない自然な状態でも、15％程度の確率で流産、2～3％程度の確率で先天異常を起こしてしまうリスク[注4)]があります[11,12)]。そのため「アセトアミノフェン」を使っている人でも、これと同じくらいの頻度で流産や先天異常が起こることは避けられません。す

注1) この情報は、2024年7月時点ではまだ医療用医薬品・OTC医薬品どちらの添付文書にも反映されていませんが、少し頭に入れておいた方が良いと思われます。

注2)「アセトアミノフェン」も、長期連用は胎児の神経運動発達に影響する可能性が指摘されているため、"漫然とした使用"には注意が必要です。

注3) 急性の腰痛に対し、「アセトアミノフェン」も1回600mgを1日4回で使用した場合、「ロキソプロフェン（60mg×3回）」に劣らない鎮痛効果を発揮する、という報告があります[7)]。

注4) これらのリスクは、一般的に加齢によって高くなっていく傾向にあります。

ると、妊娠中に「アセトアミノフェン」を服用した経験があると、もし運悪く流産が起きてしまった場合に「あのときに薬を飲んだからではないか？」と疑問に感じるだけでなく、場合によっては「あのとき医師・薬剤師は"安全"だと言ったのに、嘘だったじゃないか」と医療過誤を疑われてしまう可能性もあります（図 18-1）。

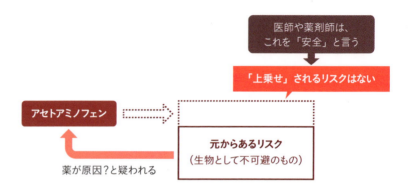

図 18-1　医師・薬剤師と患者さんの認識の違い

　このことから、"安全"という言葉は、「この薬を使っても流産・先天異常は起こらない」ではなく、「この薬は元からあるリスクを高めることはない」であること、"ゼロリスク"ではなく"薬を使っても使わなくてもリスクは変わらない"という意味であることをしっかりと伝える必要があります。なお、こうした説明は、「何かが起きた後」や「不信感を抱かれてしまった後」にいくら丁寧に行ったところで、"責任逃れ"のように聞こえてしまうため、「まだ何も起きていないとき」……、つまり"薬を使う前"に行わなければならない、という点も重要です[注5]。

OTC 医薬品では、「アセトアミノフェン」以外の配合成分に注意

　OTC 医薬品は、医療用医薬品と違って 1 つの製剤に複数の薬を配合したものがたくさんあります。似たような名前の商品も多く、また成分表示は小さくてややこしいため、患者さん自身は「アセトアミノフェンしか入っていない商品」と認識していても、実際にはほかにも色々な成分が配合された商品だった[注6]、なんてことも珍しくありません。実際の商品の名前、具体的な配合成分もしっかり確認した上で返答するようにしてください。

注 5）「この薬は、元からあるリスクを高めることはない」も薬学的には正しい表現ですが、不安を感じている患者さんには「薬」よりも「あなた」を主語にして説明した方が伝わりやすいこともあります（例：薬を使っても使わなくても、あなたの流産・先天異常リスクは変わらない）。

注 6）たとえば『バファリンルナ』は「アセトアミノフェン」だけの商品ですが、『バファリンルナ i』には「イブプロフェン」や「カフェイン」も配合されています。

【参考文献】

1) ロキソニン錠 添付文書.
2) FDA. Nonsteroidal Anti-Inflammatory Drugs (NSAIDs): Drug Safety Communication - Avoid Use of NSAIDs in Pregnancy at 20 Weeks or Later.
   https://www.fda.gov/safety/medical-product-safety-information/nonsteroidal-anti-inflammatory-drugs-nsaids-drug-safety-communication-avoid-use-nsaids-pregnancy-20
3) BMJ. 2003; 327: 368. PMID: 12919986
4) Obstet Gynecol. 2012; 120: 113-122. PMID: 22914399
5) Am J Obstet Gynecol. 2008; 198: 178. e1-7. PMID: 18226618
6) 日本産科婦人科学会. 産婦人科診療ガイドライン - 産科編 2023.
7) J Orthop Sci. 2018; 23: 483-487. PMID: 29503036
8) Cochrane Database Syst Rev. 2015; 2015: CD001751. PMID: 26224322
9) Cochrane Database Syst Rev. 2013; (12): CD004624. PMID: 24338830
10) J Orthop Sci. 2016; 21: 172-177. PMID: 26888227
11) BMJ. 2000; 320: 1708-1712. PMID: 10864550
12) 南山堂. 妊娠と授乳 改訂3版. 南山堂. 2020.

説明を組み立てよう

> 妊娠中でも「アセトアミノフェン」なら安全ですか？

はい、「アセトアミノフェン」は元々あるリスクを高めることはありませんので、妊娠中でも安全に使うことができる薬ですが、何かご不安な点がありますか？

いつもの薬はダメと聞いたけど、こっちは大丈夫なのかなと思って [注7]
確認していただきありがとうございます。確かに、同じような薬の中にも「妊娠中でも使える薬」と「避けた方が良い薬」がありますので、不安なことや気になったことがあれば、またいつでもご相談ください。

へぇそうなんですね……
（あまり納得できていなさそう、しっくり来てなさそう） [注8]
☞ 患者さんが"喋りたい"ことを喋ってもらうために、敢えて質問などもせず相手にボールを渡す。
例：妊娠中って、自分の身体だけじゃなくて、お腹のお子さんのことも考えないといけないですし、食べる物とか普段の家事とかも大変になりますよね。

「安全」がどういう意味かわかりにくい
・「アセトアミノフェン」を使っても使わなくても、流産や先天異常が起こる確率は変わらない、という意味であることを説明 [注9]。
☞ 統計の視点ではなく、患者個人の視点で安全性を語るのが○。

医師があまりに簡単に処方した（ように見えた）ので不安
何となく漠然と不安が残っている
・「アセトアミノフェン」の安全性や妥当性を改めて説明し、心配する必要はないと伝える。
☞ その医師の判断や処方は間違っていない、むしろ妥当であることをフォローします。

大事なお子さんのことですので、薬について慎重に考えることはとても大事です。
ただ、薬を使わずに我慢するのも良くないですので、痛みが強いときには使ってもらっても大丈夫ですよ。今後も何か不安や気になることがあれば、薬局までご連絡ください。

注7）こういう反応が返ってくる場合、患者さんは「薬や安全性の違いを確認したかった」というケースが多いです。先の返答で、その疑問にはおよそ応えられていると判断できます。

注8）こういう微妙な反応が返ってくる場合、患者さんには「喋りたいモヤモヤ」があるはずです。このとき、薬剤師から何か質問をしたくなることも多いですが、"ただのなんでもない会話"を続けることで、相手に「そのまま続けて喋ってもらって良いですよ」と促すこともできます。

注9）「統計」に基づいて考えるのはとても大事ですが、患者さんが知りたいのは「統計」ではなく「自分」の話ですので、安全性の評価をするときと、患者さんに説明するときとで、表現をうまく切り替えられると◎です。

Q.19 吐き気止めの「ドンペリドン」を使っていたけど、妊娠中は飲んではいけなかった？

薬剤師の説明で防ごう
- ☑ 「吐き気くらいで、どうして薬を使ってしまったのか」と患者さんに自責・後悔の念を抱かせること
- ☑ "つわり"のつらさが、次の妊娠を諦める要因になってしまうこと

押さえておきたいポイント
- ☑ 自分が使っている「薬の名前」でインターネット検索する人はとても多い
- ☑ 「ドンペリドン」は、妊娠初期に使っても臨床的に問題はないとされている
- ☑ 不必要な自責・後悔の感情は、患者さんの今後に悪影響を与える

説明を始める前に
まずは、この質問が出てくる背景や事情を考えよう

　吐き気止めの「ドンペリドン」は、原因のよくわからない吐き気に対してもよく処方されますが、その吐き気の原因は妊娠（つわり）だったことがしばらく後になってから判明した、なんてこともしばしば起こります。そんなとき、「この薬は飲んでいても大丈夫だったのかな？」と思ってインターネットで情報を検索し、添付文書の"禁忌"という表記を見つけてしまった患者さんは、何を思うでしょうか。その状況を患者さんの立場になって想像した上で、薬剤師としてどんな対応が適切かを考えることが大切です。

考えるポイント
① 妊娠初期に「ドンペリドン」を使うことのリスク

　制吐薬の「ドンペリドン」は、"動物実験（ラット）で骨格、内臓異常等の催奇形性が報告されている"という理由から、添付文書上は妊婦への投与が"禁忌"に指定されています[1]。

> 9.5 妊婦
> 妊婦又は妊娠している可能性のある女性には投与しないこと。動物実験（ラット）で骨格、内臓異常等の催奇形作用が報告されている。

　一方で、実際に「ドンペリドン」がヒトでも明らかな催奇形性を示す、というデータもなかったため、この"禁忌"が妥当なものかどうかは議論が続いていました。そんな中、妊娠第1三半期[注1)]に「ドンペリドン（最大30 mg/日）」を使った人と使っていない人とで、妊娠期間や出生時の身長・体重に差はない[2)]というコホート研究の結果が2013年に報告され、動物実験で確認されていた催奇形作用は、ヒトでは問題にならない可能性が示されました。さらに、2021〜2022年にかけて、日本人女性を対象にしたコホート研究の結果が発表され、その両方で妊娠第1三半期の「ドンペリドン」曝露が主な奇形の発生率と関連しないことも確認されました[3,4)]。

　こうしたことから現在では、妊娠初期に「ドンペリドン」を使用することがあっても、それだけで胎児に何か不可逆的な悪影響がすぐに現れるということはなさそう、と評価をするのが妥当と考えられます。実際、日本産科婦人科学会の『産婦人科診療ガイドライン - 産科編2023』でも、"添付文書上いわゆる禁忌の医薬品のうち、妊娠初期のみに使用された場合、臨床的に有意な胎児への影響はないと判断してよい医薬品"のリストに「ドンペリドン」は記載されています[5)]。

妊娠が判明した時点で、同種同効薬の「メトクロプラミド」に切り替える方法も

　同じ制吐薬の「メトクロプラミド」は、妊娠初期の奇形リスクに限らず、それ以降の流産・早産・死産・低出生体重のリスクとも関連しないことが確認されています[6)]。そのため、添付文書でも"禁忌"の指定がない[7)]ほか、オーストラリア医薬品評価委員会・先天性異常部会[注2)]の評価でもランクに2段階の差（※ドンペリドン：B2、メトクロプラミド：A）がつけられているなど、その安全性にはやや違いがあります。

　では、妊娠の可能性がある女性に対しては、最初から制吐薬として「ドンペリドン」ではなく「メトクロプラミド」を選んでおけば良いのかというと、必ずしもそうとは限りません。というのも、「メトクロプラミド」は「ドンペリドン」よりも血液脳関門を通過しやすい性質があり、眠気や精神過敏といった中枢神経系の副作用が現れやすい[8)]傾向にあるからです。

　そのため、妊娠しているかどうかわからない間は、妊娠初期であればリスクを心配する必要がなく、なおかつ副作用も少ない「ドンペリドン」で

注1) 日本では原則、13週までを「第1三半期」、14〜27週を「第2三半期」、28週以降を「第3三半期」の3つに分類します。

注2) この基準が現場で重宝されている理由の1つに、「オーストラリアには大きな製薬企業がないため、医薬品の安全性評価が非常に中立・公平」というものがあります。

治療し、もし妊娠が判明した場合には、その時点から妊娠初期以降も安全性が高い「メトクロプラミド」に切り替える……、という対応を行うのが、理に適った薬の使い方の1つになります（図 19-1）。

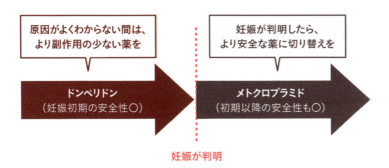

図 19-1 妊娠前後での制吐薬の切り替え例

② インターネットでは、「添付文書」をもとにした"禁忌"という情報がよくヒットする

　今は、インターネットを使えば色々な情報が入手できる時代ですので、スマートフォンなどで自分が使っている医薬品の名前で検索して情報収集する人も珍しくありません。近年は、国立成育医療研究センターなどが発信している"「ドンペリドン」を妊娠初期に使っても心配する必要はない"という情報も上位表示される[注3]ことが多いですが、検索ワードの選び方によっては[注4]、「催奇形性があるため妊婦には禁忌」という添付文書ベースの情報を目にしてしまう場合があります。特に、そこで目にする"禁忌"や"催奇性作用"といった言葉は強烈な印象を与えるため、冷静さを失い、次々に不安を強めるような情報を深掘りして、「なぜ吐き気くらいで危ない薬を使ってしまったのだろうか」と無用の自責・後悔の念を抱かせる原因にもなり得ます[注5]。

　そのため、妊娠可能年齢の女性の"原因不明の吐き気"に「ドンペリドン」が処方されている場合には、「もし妊娠が判明しても、その時点で薬を切り替えることで OK だ」という旨の説明を予め行っておく方が、より親切です。

軽視できない、"つわり"の症状とその弊害

　"つわり"は専門用語で「妊娠悪阻」と呼ばれ、一般的に非常に強い吐き気や嘔吐を起こし、体重減少や脱水などの原因にもなります。0.3〜2.0％の妊婦は"重度"の症状を経験するとされていますが、こうした重度の症状は、妊娠の継続を困難にさせたり、産後の PTSD（心的外傷後ストレス障害）につながったりする恐れもある[8]、油断できないものです。

注3）Google の検索結果の並び順は、情報の正確さとは全く関係ありませんが、多くの人は「上位表示されている情報は正しい」と思っている傾向にあります。

注4）たとえば「新型コロナ」と「covid-19」はほぼ同義語の検索ワードになりますが、前者は一般向け、後者は専門的な情報の表示が多くなります。

注5）詐欺的医療は、こうした"弱った人"に対して「流産の原因は添加物だ、添加物の入っていない商品を買いなさい」などといったデタラメな情報をもとに近寄ってきますので、警戒が必要です。

有効な対処法は限られていますが、「ドンペリドン」や「メトクロプラミド」といった制吐薬のほかには、鎮静性の「抗ヒスタミン薬」[9] や「ビタミンB6（ピリドキシン）」、「ショウガ」なども有害事象の少ない選択肢[10] として用いられることがあります。これらでも十分に効果が得られない場合には、5-HT3受容体拮抗薬の「オンダンセトロン」や、時にはNaSSAの「ミルタザピン」も[注6] 選択肢として考えることがあります[11]。

注6) オーストラリア医薬品評価委員会・先天性異常部会の評価では、「オンダンセトロン」は【B1】、ミルタザピンは【B3】に分類されています。

【参考文献】
1) ナウゼリン錠 添付文書.
2) J Obstet Gynaecol. 2013; 33: 160-162. PMID: 23445139
3) J Obstet Gynaecol Res. 2021; 47: 1704-1710. PMID: 33631840
4) Pharmacoepidemiol Drug Saf. 2022; 31: 196-205. PMID: 34628689
5) 日本産科婦人科学会. 産婦人科診療ガイドライン - 産科編 2023.
6) JAMA. 2013; 310: 1601-1611. PMID: 24129464
7) プリンペラン錠 添付文書.
8) Nat Rev Dis Primers. 2019; 5: 63. PMID: 31515534
9) J Matern Fetal Neonatal Med. 2002; 11: 146-152. PMID: 12380668
10) Expert Rev Clin Pharmacol. 2018; 11: 1143-1150. PMID: 30261764
11) Arch Womens Ment Health. 2017; 20: 363-372. PMID: 28070660

＼ 説明を組み立てよう ／

吐き気止めの「ドンペリドン」を使っていたけど、妊娠中は飲んではいけなかった？

↓

妊娠とわからずに「ドンペリドン」を飲んでいた、ということですね[注7]。
まず、この薬がお子さんに何か取り返しのつかない悪影響を与えるのではないか、という心配はしなくて良いです。というのも……。

↓

妊娠初期に「ドンペリドンを服用した妊婦」と「服用していない妊婦」で、早産や死産・先天異常のリスクは"同じ＝変わらない"だったことが確認されている、という事実を説明[注8]。
☞ この薬を使って何かが起きる確率は、薬を使わずに何かが起こる確率と同じです。

↓

でも、薬の説明書には"禁忌"みたいに書いてあった
確かに、説明書には「動物実験」のときに得られたデータからそう書かれているのですが、現場で40年以上使われてきた中で、妊婦に対する色々な調査・研究も行われて、「どうやら問題なさそう」ということがわかってきた、という事情があります。

患者さんとの関係性が弱く、自分の言葉では説得力に欠ける場合
たとえば、日本産科婦人科学会が作っているガイドラインがあるのですが、これを見てもらうと、「添付文書上は禁忌だけど、初期に使うことがあっても大丈夫と考えて良い薬」の一覧に、この薬は掲載されています。
☞ 『産婦人科診療ガイドライン - 産科編 2023』の該当ページを根拠として見せながら。

↓

「つわり」はしんどいですし大変ですよね。母親が健康・元気でいること、ストレスなく過ごせることは、結果的にお子さんにとっても良いことなので、「薬を使う」というその判断は間違いではないですよ。
また何か気になることがあれば、いつでもご相談ください[注9]。

注7）この質問をされる場合、患者さんは大きな不安の真っただ中にいると予想されるので、最初に「心配しなくて良い」と結論から述べた方が良さそうです。

注8）ここでも、「ゼロリスク」と誤解されるような伝え方には注意しましょう（→Q18／p.95）。

注9）「リスク」の心配は要らないことをわかってもらえたら、最後に「薬を使うことのメリット」も添えて、"罪悪感"の解消も目指しましょう。

Q.20 いつももらっている睡眠薬の「エスゾピクロン」、飲んだらすぐに効きますか？

薬剤師の説明で防ごう
- ☑ 勘違いで薬を「効かない」と思い込み、治療に悪影響を及ぼしてしまうこと
- ☑ 睡眠薬を飲んだ後に、車を運転したり入浴したり……、といった危険な活動をしてしまうこと

押さえておきたいポイント
- ☑ 入眠障害に用いる睡眠薬は、服用して10〜30分ほどで効き始める
- ☑ 「すぐ（1〜2分）に効く」と思われると、薬に過剰な期待をさせてしまうかもしれない
- ☑ 「少し時間がかかる」という薬剤師の説明は、薬を飲んでからの運転や入浴を促すかもしれない

説明を始める前に
まずは、この質問が出てくる背景や事情を考えよう

　「エスゾピクロン」のような超短時間作用型の睡眠薬は、基本的に飲んだら"すぐ"に効いてくるタイプの薬と言えます。しかし、この"すぐ"というのは1分や2分といった意味の"すぐ"ではありません。かといって、「すぐに効くわけではない」、「効くまでにちょっと時間がかかる」という説明が適切かというと、そういうわけでもありません。この質問をしてくる患者さんは、薬の効果に対してなんらかの疑問や不安・不満を抱えていると予想されますので、薬剤師の説明が患者さんのどんな解釈や行動を促すことになるのか、までを考えた、責任ある服薬指導を心掛けましょう。

考えるポイント
① 睡眠薬は、飲んでどのくらいで効き始める？

　睡眠薬にはベンゾジアゼピン系・Z-drug・非ベンゾジアゼピン系を含めたくさんの種類があります。長期治療[注1)]も踏まえた際には「レンボレキサント」や「エスゾピクロン」が優れたプロファイルを持つとされている[2)]ものの、短期的な治療効果に関しては薬剤間に目立った違いはあり

注1) 多くの睡眠薬は、服用から1年が経つとほとんどその効果を実感できなくなる可能性がある、という報告があります[1)]。

ません。そのため、寝つきが悪い入眠困難に対しては「超短時間作用型」や「短時間作用型」を、途中で目が覚めてしまう中途覚醒や早朝覚醒では「中間作用型」や「長時間作用型」を、といったように、薬の作用時間（半減期）の長さによって使い分けを考える[3]のが一般的です（表20-1）。

表20-1 主な睡眠薬の分類と半減期

分類	半減期	主な薬剤
超短時間作用型	1〜6時間	ゾルピデム、ゾピクロン、エスゾピクロン
短時間作用型	6〜10時間	トリアゾラム、エチゾラム、ブロチゾラム、リルマザホン、ロルメタゼパム
中間作用型	21〜36時間	ニメタゼパム、フルニトラゼパム、エスタゾラム、ニトラゼパム、クアゼパム
長時間作用型	65〜85時間	フルラゼパム、ハロキサゾラム

　一般的に、入眠困難に用いられる「超短時間作用型」や「短時間作用型」の睡眠薬は、服用から10〜30分程度で効果が現れるとされています[3]。そのため、この質問に"すぐに効く"と回答してもそこまで間違った対応ではありません。しかし、患者さんがこれを「すぐ（1〜2分）に効果を実感できる」という意味で受け取ってしまうと、「1〜2分で効くはずの薬なのに、自分の場合は10〜30分ほど効いてこない。これは薬が合っていないか、あるいは薬の量が少ないからではないか？」と、今の薬に対して不満や不信感を抱いてしまうことになります。

　睡眠薬で得られる臨床的な効果にはプラセボ効果も大きく影響していることがわかっています[注2)4]。薬剤師の服薬指導でこのプラセボ効果を失わせることがないよう、表現には十分に注意する必要があります（図20-1）。

注2) このシステマティックレビューのメタ解析では、「プラセボでも実薬の64％程度の効果が得られる」という結果が得られています。

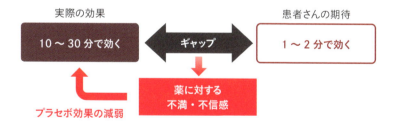

図20-1　実際の効果と、患者さんが期待する効果のギャップ

②「ギリギリまで布団に入りたくない」という心理を踏まえて考える

　健康な人でも、布団に入ってから眠りにつくまでには平均して17〜20分ほどかかる[5]ことが知られています。そのため、服用から10〜30

分程度で効き始める睡眠薬の効果が"遅い"ということは基本的にありません。しかし、入眠困難で"眠れないまま布団で長時間寝ようと頑張っているのがつらい"と感じている患者さんの場合、「薬の効果が現れてきたちょうどのタイミングで布団に入りたい」と考えているケースが少なからずあります。すると、薬剤師から「10～30分ほどで効いてくる」と説明を受けた際に、「じゃあ薬を飲んで30分ほど経ってから布団に入ろう」と考えてしまう可能性があります。

このとき注意したいのは、睡眠薬の効果が現れ始めると眠くなるだけでなく、平衡感覚や認知機能といった身体的・認知的パフォーマンスも抑制される[6-8]、という点です。「眠くなってきてから布団に入ろう」と考えて、薬を飲んでから部屋の片づけや着替えをしたり、場合によっては入浴をしたり、あるいは外出先で薬を飲んでから車で帰宅しようとしたり……といった行動をしていると、思わぬ事故を起こしかねません[注3]。

患者さんから「この睡眠薬、飲んだらすぐに効きますか？」と尋ねられたときに、「だいたい10～30分くらいで効き始めます」と具体的な数字を使って回答するのは薬剤師としてとても大事なことですが、そもそもなぜそんな質問をしてきたのか、自分が答えたその「10～30分くらい」がどんな解釈や行動を促すことになるのか、という点もしっかり意識した責任ある対応をしたいところです。

不眠治療では、必ず睡眠環境の改善も一緒に行う

「エスゾピクロン」や「ゾピクロン」、「ゾルピデム」といった薬を使うと、入眠までの時間が平均22分ほど短くなる[注4)9)]、とされています。つまり、もともと寝つくまでに60分かかっていた人の場合、薬を使って「寝つくまでに40分かかる」状態になれば、およそ平均的な薬の効果は十分に得られていることになります。しかし、「寝つくまでに40分かかる」状態では、睡眠に対する不満は十分に解消されない可能性があります。

そのため不眠症の治療においては、睡眠薬を使うだけでなく、睡眠環境の改善も併せて行うことが重要になります。その際、たとえば寝室はしっかりと防音・遮光できているか、快適な温度や湿度になっているか[注5)10)]、寝具は心地よく使えるものかといった「寝室環境の見直し」や、あるいは日没後のカフェイン摂取を控える[11]、布団の中でスマートフォンなどの明るい液晶画面を見ない[注6)12)]といった「睡眠に悪影響を与える習慣の中止」を提案するのは、薬剤師からも提供しやすいアイデアになります。なお、自己認識が客観的なデータとズレがちな"睡眠"の評価[13]においては、スマートフォンなどの睡眠記録アプリ[注7)]が治療に役立つ場合があります。ただし、あまり細かく睡眠の記録や計画を考えることは、かえって不眠の原因にもなる[11]ため、提案する相手は慎重に選ぶ必要があります。

注3) 実際、2017年には「睡眠薬は効き始めるまでに多少の時間がかかる」というインターネット上の情報を見た芸能人が、睡眠薬を服用後に自動車運転をし、道路上で朦朧とした状態で発見されたことがニュースで報道されました。

注4) 「プラセボに比べて22分短縮」なので、実際に得られる臨床的な効果（プラセボ効果含む）はもう少し大きくなるかもしれません。

注5) 高齢者の場合、寝室の温度が27℃から30℃になると、総睡眠時間が26分短縮、睡眠効率が5.5％悪化する、という報告があります[10]。適切な冷房の使用も、睡眠の質改善に必要なピースです。

注6) 夜に発光デバイスで「電子書籍」を読んだ人は、「紙の書籍」を読んだ人より、入眠にかかる時間が10分程度長くなった、という結果が得られています。

注7) たとえば「Sleep Time」というアプリは、"眠っている時間"については一定の精度で計測が可能ですが、睡眠の質などに関しては終夜睡眠ポリグラフ検査の結果とほとんど関連せず、まだまだ発展途上だと評価されています[13]。

【参考文献】
1) BMJ Open. 2021; 11: e045074. PMID: 33975865
2) Lancet. 2022; 400: 170-184. PMID: 35843245
3) 睡眠薬の適正な使用と休薬のための診療ガイドライン.
4) Sleep. 2015; 38: 925-931. PMID: 25515108
5) J Clin Sleep Med. 2007; 3: 622-630. PMID: 17993045
6) J Clin Sleep Med. 2020; 16: 765-773. PMID: 32022664
7) Sleep. 2019; 42: zsy260. PMID: 30597112
8) Proc Natl Acad Sci U S A. 2019; 116: 24353-2458. PMID: 31712421
9) BMJ. 2012; 345: e8343. PMID: 23248080
10) Indoor Air. 2022; 32: e13159. PMID: 36437666
11) 厚生労働省. 健康づくりのための睡眠指針 2014.
12) Proc Natl Acad Sci U S A. 2015; 112: 1232-1237. PMID: 25535358
13) Am J Psychiatry. 1976; 133: 1382-1388. PMID: 185919
14) J Clin Sleep Med. 2015; 11: 709-715. PMID: 25766719

「カフェイン」はどのくらい睡眠を妨げる？

「カフェイン」が睡眠を妨げる……というのは作用メカニズムからも想像しやすいですが、その影響がどの程度なのかは意外と知られていません。これに関して参考になるメタ解析が2023年に発表されています。この報告によると、カフェイン摂取によって総睡眠時間が45分減少、睡眠効率が7％低下、入眠潜時が9分延長する、とされています[1]。普段、特に睡眠に困っていない人であれば大騒ぎするような影響でもありませんが、睡眠薬を使っている人では薬によって得られる恩恵が大きく削がれてしまう可能性があります。

【参考文献】
1) Sleep Med Rev. 2023; 69: 101764. PMID: 36870101

＼ 説明を組み立てよう ／

いつももらっている睡眠薬の「エスゾピクロン」、飲んだらすぐに効きますか？

↓

はい、この「エスゾピクロン」は睡眠薬の中でも効き目が早くて、飲むと 10 分くらいで効き始めるタイプの薬なのですが、何かお困りですか？[注8]

↓

飲んでも"すぐ"には眠れないことに困っている
薬がすぐには効いていないように感じるわけですね。ちなみに布団に入ってから寝つくまで、普段はどのくらいの時間がかかっておられますか？

↓

20〜30 分くらいかかっている
実は、健康な人でも寝つくまで平均 20 分くらいかかるので、一応、先生の処方は期待通りに効いてくれているかなと思うのですが、もう少し改善したい点などがありますか？[注9]

↓

30 分以上かかっている／そんなのわからない
睡眠は、環境や生活を変えることでも改善するので、もしかすると「薬でないところにも解決の糸口はある」かもしれません。たとえば……[注10]。
☞ 環境改善（寝室の遮光・防音、温度・湿度管理、就寝前に明るい液晶画面を長時間見ることを避ける、日没後のカフェイン摂取を控える）を"次のプラン"として提案。

↓

そのくらいのことは既に試してみたんだけど……
やっぱり「どうしてもダメ」であれば教えてください。この薬が合わなくても、ほかにも"薬の選択肢"はたくさんありますので、安心して治療に挑んでもらえたらと思います。
☞ 状況によっては薬の変更も選択肢に入れて検討。

↓

薬が変更になった
「今度の薬は合うと良いですね。」「この薬で少しでも良く眠れることを願っています。」[注11]
☞ 薬剤師の"言葉"で、プラセボ効果にブーストを。

↓

少し時間がかかるなら、早めに薬を飲みたい
確かに飲んで 1〜2 分で効くわけではないのですが、10 分もすれば効き目は現れてきます。このとき、足元がふらついたり、判断力が鈍ったりといったことも起こるので、薬を飲んでから片づけをしたり入浴したり……、といったことをしていると思わぬ事故のもとになりますし、ゴソゴソしていると目も覚めてしまいます。寝る準備を全て整えてから飲むのが一番良いですよ。

注 8）まずは「すぐに効くタイプの薬である」こと、医師の処方の方針が見当違いなわけではないことを、薬剤師から保証してあげることが重要です。ただ、薬が合っていても患者さんの問題が解決するかどうかはまた別の問題なので、そこは「一緒に考えましょう（そのために薬剤師がいます）」というスタンスで話を続けるのが良いでしょう。

注 9）たとえば、寝つく際に下肢に不快感がある場合はレストレスレッグス症候群、睡眠時間は十分なのに眠い場合は睡眠時無呼吸症候群などが潜んでいる可能性があります。

注 10）薬剤師は、ここで「薬をちゃんと飲んでいますか？」や「いえ、薬は 10 分で効くはずです」といった対応をしてしまいがちですが、これは患者さんからすると"自分の努力を否定されている"ように聞こえてしまいます。

注 11）「誰にもらっても同じ薬」ではない、自分が渡した薬だからこその価値を引き出すのも、薬剤師の"対人業務"の 1 つです。

Q21 睡眠薬を飲んでも眠れなくて……

薬剤師の説明で防ごう
- ☑ 安易な"決めつけ"で的外れなアドバイスをしようとして、失望感を抱かせてしまうこと
- ☑ 共感の方法を間違えて、"効かない薬"という印象を後押ししてしまうこと

👍 押さえておきたいポイント
- ☑ 薬剤師は、患者さんに対するイメージで不眠の原因を"決めつけ"て、アドバイスを始めてしまいがち
- ☑ 睡眠薬で得られる"効果"にはプラセボ効果も大きく影響するため、患者さんの薬に対する印象も大事
- ☑ 睡眠薬を使う最大の目的は、「睡眠時間の延長」ではなく「日中に困ることなく過ごせること」

説明を始める前に
まずは、この質問が出てくる背景や事情を考えよう

　睡眠障害は、心身の健康に大きな悪影響を及ぼし、日中の学業や仕事・日常生活を阻害するため、時に大きな失敗や事故の原因にもなります。そんな困った状態を打開するために睡眠薬を飲み始めても、どうにも満足いくほど眠れない……、そんな悩みを抱えている患者さんには、何か気の利いた具体的なアドバイスをしたくなるのは自然な感情です。しかし、そのアドバイスは単に自分が喋りたいだけのものではないか、本当に患者さんにとって有益なものになるのか、その内容やタイミングは冷静に考える必要があります。

考えるポイント
安易に、眠れない原因を"決めつけ"ることのリスク

　睡眠薬には、依存や耐性だけでなく、転倒リスクなど色々なデメリットがあるため、よく"悪者"のように扱われがちです。確かに、こうしたデメリットは確実に伴う上に、ベンゾジアゼピン系薬やZ-drug[注1)]などの睡眠薬は、1年間使い続けているとほとんどその効果を実感できなくなってくるという報告もある[3)]など、漫然と使い続けてしまうことには大き

注1) ゾルピデム、ゾピクロン、エスゾピクロンの総称です。ベンゾジアゼピン系の薬に比べて安全、と言われることもありますが、骨折[1)]や交通事故[2)]のリスクが特に低いわけではありません。

な問題があります。しかし、少なくとも急性期（2週間以内）の治療においてはその効果は確か[4]で、不眠に悩む人にとって有効な手段になることは間違いありません。また、「エスゾピクロン」や「レンボレキサント」といった比較的新しい薬では、1年にわたって使用を続けた際にも有益で、耐性や反跳などのリスクも低いという忍容性も示されており[5,6]、時と場合によっては長期的な治療が選択肢になることもあります。

　そんな睡眠薬を「飲んでも効かない」と患者さんから相談されると、薬剤師としては「薬には効果があるからそんなはずはない」という前提に立って、「薬を飲み忘れている」、「布団の中でスマホとか触っている」、「既に十分な睡眠時間を確保できている[注2]」といった可能性を疑いがちです。しかし、こうしたテンプレで患者さんの認識や行動を"決めつけ"て、その思い込みに基づいた服薬指導を組み立ててしまうと、大きなすれ違いを起こすことがあります。場合によっては、的外れなアドバイスで失望感や不快感を抱かせ、コミュニケーションを強制的に終了させられてしまう可能性もあります。このとき、患者さんが抱えている「日中に眠くなって困る」という睡眠障害の本質的な問題は全く解決していないにも関わらず、表面上は自分のアドバイスを患者さんに受け入れてもらったように感じられてしまうと、薬剤師の"勘違い"も加速していってしまうことになります（図21-1）。

注2）適した睡眠時間には個人差がありますが、一般的に、65歳以上の高齢者では5〜6時間でも"許容範囲"とされています[7]。

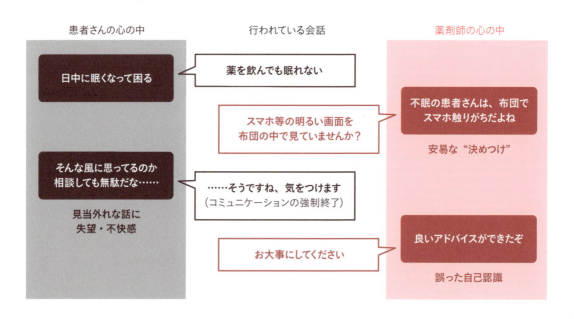

図21-1　コミュニケーション不全に気づけない罠

睡眠に対する認識改善や環境整備は重要

　薬物療法と併せて、患者さんの睡眠に対する認識を是正したり、寝室環境を整備したりすることそのものは、悪いことではなく、むしろ効果的です。そのため、必要に応じて患者さんに下記のようなアドバイス（表21-1）をすることは薬剤師にとっても重要な仕事と言えます。しかし、せっかくのアドバイスであっても、患者さんの話も聞かずに押しつけるだけでは、効果的なものになり得ません。「自分が関心のあること・喋りたいこと」[注3]ではなく、「患者さんにとって有用なこと」が何かを考える必要があります。特に、「〇〇を避けた方が良い、〇〇をしてはいけない」といったアドバイスでは、患者さんの生活を少なからず矯正・制限することになる、という点には注意しなければなりません。

表21-1　慢性的な不眠に対して、服薬以外にできることの例

前向きに取り組めること	患者さんの生活を多少なりとも制限するもの
寝室を快適な環境に整える[8] (例：温度や湿度の管理、光や音の遮断[8,9])	寝る前のアルコールや、午後のカフェイン摂取を避ける[注4][15] (ホットミルクなどに切り替え)
寝具をより合ったもの、良いものに変える (例：重い掛布団[注5][10]、良い敷布団[11]や枕[9]、季節に合った寝巻[12])	布団は「眠るところ」と認識し、寝ずに長時間滞在しない[8] (例：布団でスマホを扱う)
日中に軽い運動を取り入れる[13] (例：散歩やウォーキング)	睡眠の計画を立てたり、睡眠時間を測定したりしない (例：睡眠の"時間"を気にし過ぎない、時計を見ない[8])
就寝前に、緊張を和らげるリラクゼーションを行う (例：足湯[14]、ストレッチ・ヨガ、深呼吸、瞑想[8])	少なくとも、長時間の昼寝をしない (する場合も短時間に)

注3）特に、「自己流」の不眠症状改善方法をアドバイスするようなことは、基本的に避けた方が無難です。病的な不眠に悩む患者さんは、"健常人が思いつく程度の方法"くらいはとっくに試しているからです。「その程度の考え」で軽々しくアドバイスしてこられると、患者さんは自分の苦しみを理解してもらえない絶望感と失望感を抱くことになります。

注4）カフェインの影響を避けるためには、就寝9時間前から摂取を控える必要がある、とされています[15]。

注5）軽い掛布団より、重い掛布団の方が"不安感"を軽減する効果があるようです（怖い映画を見るときに布団にくるまっているのと同じ原理）。

② 安易に、"薬が効かない"ことに賛同することのリスク

　薬の効果を検証したメタ解析では、睡眠薬はプラセボに比べて、入眠までの時間を5〜7分ほど短縮し、総睡眠時間を60分ほど延長する[16,17]くらいの効果（efficacy[注6]）、とされています。しかし、"睡眠薬を服用する"という行為によって得られる効果（effectiveness）については、そこにプラセボ効果なども上乗せされることになります。とりわけ、睡眠障害の治療においてはこのプラセボ効果が比較的大きく、実薬の60%程度の効果を発揮する[18]、あるいはプラセボでも入眠までの時間を13分短縮、総睡眠時間を13分増加させる[19]といった報告があり、決して侮れないボ

注6）「efficacy」は「臨床試験のような理想的な条件下で観察される厳密な効力」、「effectiveness」は「現実世界で得られるメリット」を意味します。

リュームになっています。つまり、同じ睡眠薬であっても、「良い薬だな」と思って飲むのと、「ダメな薬だな」と思って飲むのとでは、実際の治療効果（Effectiveness）にもそれなりの差が生じてくる可能性[注7]があります。これを踏まえると、「薬を飲んでも眠れない」と相談された際に、薬剤師が安易にこれに同調して「あまり効かない薬」だという印象を与えてしまうことは、非常にデメリットが大きい、と言えます（図21-2）。

注7) 実際、前向きな人は、睡眠薬によるプラセボ効果が大きく得られることがわかっています[20]。

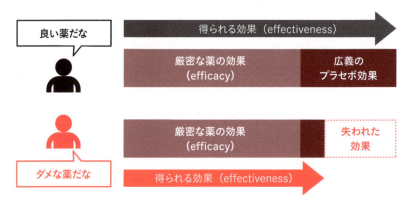

図21-2　睡眠薬の効果（effectiveness）に現れる差

睡眠薬を使う目的

　睡眠薬は、「薬を飲んだら数秒ですぐに眠れて、そのまま目覚ましが鳴るまで全く起きない」ことをいきなり実現するようなものではありません。寝つきを良くしたり、目覚めにくくしたりして、睡眠時間を底上げし、日中に眠くなって困るような事態を少しでも軽減する目的で使うものです。そのため、「睡眠薬を飲んでも眠れない」と感じていても、極端な話、実際の睡眠時間はほとんど変わっていなかったとしても、日中に感じる悪影響が軽減されていれば、薬を使う目的は達成されていると言えます。

　近年は睡眠を記録するアプリ等も登場しているため、自分の睡眠時間を数字で客観的に把握する機会も増えていますが、「何時間眠れたか」ではなく「日中を元気に過ごせるか」という視点で薬の効果を評価していくことが重要です（図21-3）[注8]。

注8) 睡眠時間の数字があまりに気になる場合は、寝室から「時計」を撤去してしまうのも1つの方法です。「何時頃に寝ついた」のかがわからないと、「日中どのくらい元気か」で"眠れているかどうか"を評価するようになるからです。

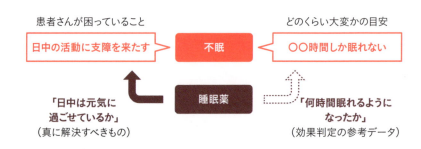

図21-3　睡眠薬を使う目的

【参考文献】

1) J Clin Psychiatry. 2018; 79: 18f12340. PMID:29873951
2) Sleep Med. 2008; 9: 818-822. PMID: 18226959
3) BMJ Open. 2021; 11: e045074. PMID: 33975865
4) Lancet. 2022; 400: 170-184. PMID: 35843245
5) Sleep Med. 2005; 6: 487-495. PMID: 16230048
6) Sleep Med. 2021; 80: 333-342. PMID: 33636648
7) Sleep Health. 2015; 1: 233-243. PMID: 29073398
8) Ann Intern Med. 2015; 163: 191-204. PMID: 26054060
9) J Aging Res. 2018; 2018: 8053696. PMID: 30363712
10) J Clin Sleep Med. 2020; 16: 1567-1577. PMID: 32536366
11) Appl Ergon. 2010; 42: 91-97. PMID: 20579971
12) Nat Sci Sleep. 2019; 11: 167-178. PMID: 31692485
13) J Evid Based Med. 2017; 10: 26-36. PMID: 28276627
14) 日本看護技術学会誌. 2016; 15: 56-63.
15) Sleep Med Rev. 2023; 69: 101764. PMID: 36870101
16) CMAJ. 2000; 162: 225-233. PMID: 10674059
17) BMJ. 2012; 345: e8343. PMID: 23248080
18) Sleep. 2015; 38: 925-931. PMID: 25515108
19) Sleep Med. 2003; 4: 57-62. PMID: 14592361
20) J Psychosom Res. 2007; 62: 563-570. PMID: 17467411

説明を組み立てよう

睡眠薬を飲んでも眠れなくて……

↓

それは大変でしたね、大丈夫でしたか？（注9）

注9）まずは心配している態度を示して、"何に困っているのか"を患者さんに話してもらうと、その後の対応を考えやすくなります。

↓

「〇〇時間しか眠れない」、「△△時まで眠れない」、「□□時に目が覚める」
なるほど、それはつらいですね……。ちなみに、日中に眠くて仕方ないとか、仕事に支障が出るといったことも、薬を使ってから全く良くなっていないですか？
☞「時間（客観的指標）」ではなく、「日中の活動（主観的指標）」に意識を向けてもらう（注10）。

注10）「時間」の話が中心だった場合、患者さんの中では「睡眠時間を増やす」という手段が"目的化"している可能性があります。

↓

ちょっとはマシになっている
それは良かったです、〇〇さんが頑張って続けておられる治療の効果は、少しずつ出てきているようです。日中の支障が減ってくるまでは、薬の助けを借りながら進めていくのが良いと思います（注11）。

注11）「気づいていなかった効果」を自覚させる、ということも薬剤師の重要な役割です。

↓

ちなみに、生活習慣や寝室環境を整えると、この薬の効果もより引き出すことができるので、ぜひ試してもらいたいのですが、たとえば……。
☞表21-1のうち、目の前の患者さんに適しそうなものを提案。

↓

あまり良くなっていない、薬を飲んでも意味がない
日中に眠くて支障がある状態が続いている（注12）
確かにそれは困りましたね……。でも、今はそう感じる薬を飲みながらも、なんとかしようと治療を頑張っておられるわけですよね。たとえば、眠るための対策としては、この薬を飲むほかにどんなことを試されていますか？

注12）「効かない」と思っているのに、その薬を継続するために受診・来局していることを肯定し、患者さんの姿勢は間違っていないと伝えることが重要です。その上で、具体的にどんなことを頑張っているのかを話してもらうと「ほかにも試せるもの」が見つかる可能性があります。

↓

☞睡眠障害は、「薬物療法」と「非薬物療法」の"両輪"が大事であることを説明。
☞表21-1のうち、未達成のものがあれば提案。
☞「睡眠時間の変化」よりも、「日中の生活で感じる変化」を意識してもらうように提案。

↓

症状が重く、薬剤師では解決できなさそうな場合（注13）
なるほど、既に相当頑張っておられたんですね。薬剤師としては、薬のアプローチも少し変えた方が良いかもしれないと感じましたので、医師にもこのお話を共有して相談してみますね。
☞医師に患者さんの現状を共有して、治療方針を相談。

注13）睡眠薬の安易な増量や併用は避けたいところですが、たとえば使用期間が長引いてきた時点で、長期治療に適した薬に切り替えるなどの提案は可能です。

Q.22 塗り薬の「ステロイド」と「保湿剤」、どちらを先に塗布すれば良い？

薬剤師の説明で防ごう
- ☑ 順序を間違ったら効果がなくなってしまう、副作用が強く出てしまう、と不安になってしまうこと
- ☑ 「人によって説明が違う」ように受け取られて、不信感を抱かせてしまうこと

押さえておきたいポイント
- ☑ 「ステロイド」と「保湿剤」は、どちらを先に塗布しても臨床的な効果に大きな違いはなさそう
- ☑ 塗り薬が2種類ある場合、最初の薬を塗っただけで満足して、次の薬を塗らなくなってしまう可能性がある
- ☑ 先に塗った薬は、後から塗った薬によって塗り拡げられる、あるいは洗い流されてしまう可能性がある

説明を始める前に

まずは、この質問が出てくる背景や事情を考えよう

　医師や薬剤師のひとことは、患者さんに大きな影響を与えますが、これは塗り薬の順序に関しても同様です。「どちらでも良いけど、強いて言えば保湿剤を先に塗った方が良いので、保湿剤を先に塗ってくださいと説明する」という考え方はなんら間違っていませんが、「保湿剤を先に塗ってください」とだけ説明すると、それは「何がなんでも絶対に保湿剤を先に塗らなければならない」という風に受け取られてしまうこともあります。

　特に、医師や薬剤師によって言うことが違っていたり、あるいは「どちらでも良い」と丸投げしてしまったりすると、患者さんが混乱したり不安を感じたりする原因になります。場合によっては、思うように効果が得られないのは、「自分が塗る順序を間違えたからではないか？」と思い詰めてしまうこともありますので、伝え方には注意が必要です。

考えるポイント

① 「治療効果」の観点から考える、塗布順序の意義は？

　アトピー性皮膚炎の治療の主軸は「ステロイド」の外用薬ですが、よく「ワ

セリン」や「ヘパリン類似物質」などの「保湿剤」と組み合わせて使われます。これは、「ステロイド」の外用薬を単独で使うよりも、「保湿剤」と重ね塗りした方がより高い治療効果を期待できる[1]からです。また皮膚の状態が落ち着いてきた際には、そこで全ての治療を止めてしまうよりも、「保湿剤」によるスキンケアを続けた方が炎症の再燃を防げる[2-4]ということもわかっています。そのため、「保湿剤」は症状が落ち着いているところも含めて[注1]皮膚全体に、「ステロイド」は症状がある部分にピンポイントで重ねる……、という方法で治療が続けられることもよくあります。

　このとき、「ステロイド」と「保湿剤」を混合せずに別々で処方されていると、どちらの薬を先に塗れば良いかということが問題になりますが、きちんと使えるのであればどちらを先に塗っても治療効果に大きな差は現れない[5]ようです。そのため、治療効果という観点から見れば、基本的に塗布順序は"どちらでも良い"ということになります。

注1) 一般的に、皮膚のざらつきが完全になくなって、健康な皮膚と見分けがつかないくらい滑らかになるまでは保湿剤を使います。

② 服薬アドヒアランスを重視するか、安全性を重視するかで、意見は分かれる

　塗布順序によって治療効果が大きく変わるわけではないため、実際の塗布順序をどうするかについては、医師や薬剤師の裁量に委ねられるところが大きくなります。たとえば、服薬アドヒアランスを重視する医師や薬剤師の場合、先に「ステロイド」を塗布するよう指示することがあります。これは、先に「保湿剤」を塗ると、それで満足してしまって「ステロイド」の外用薬を塗らない患者さんがしばしばおられるため、まずは重要な「ステロイド」の外用薬を優先的に使うように、という配慮によるものです。

　一方で、安全性を重視する医師や薬剤師の場合は、先に広い範囲に塗る「保湿剤」を使うように指示することが多いです。これは、先に「ステロイド」の外用薬を塗ってしまうと、後から「保湿剤」を皮膚全体に広く塗布する際に「ステロイド」も一緒に塗り拡げてしまい[注2]、本来は「ステロイド」を塗る必要のない正常な皮膚にまで薬の影響が及んでしまうからです（表22-1）。

注2) 特に「ローション剤」では、先に塗布した薬を洗い流してしまうことになります。

表22-1　塗布順序によるメリット

	治療効果	メリット
「ステロイド」が先	大きな違いはなさそう	「保湿剤」だけを塗って満足してしまうことを避けられる
「保湿剤」が先		「ステロイド」を不必要に塗り拡げてしまうことを避けられる

　このように塗布順序はどちらを選んでも一長一短があるため、医師や薬剤師が何を重視しているのか、薬を使う患者さんの個々の事情に合わせて

選ぶことになります。つまり、人によって指示する塗布順序が違うだけでなく、同じ患者さんであっても前回と今回で塗布順序が違う、ということも十分にあり得る、ということです。そのため、特定の塗布順序を指示する場合には、どういった理由でその順序を勧めているのか、理由まできちんと説明をすることが大切です。

「ステロイド」と「保湿剤」は混合した方が良いか？

「ステロイド」と「保湿剤」は、1回の塗布で済むように混合して処方されることもよくあります。この場合は薬を塗る手間が半分になるため、治療の負担は大きく軽減されます。しかし、薬の組み合わせによっては、混ぜることで配合変化を起こしてしまうものもある[6]ほか、先発医薬品と後発医薬品とで混合後の安定性に差がある[7]場合もあり、混合の可否については個別に慎重な評価をする必要があります[注3]。また軟膏剤の場合、「ステロイド」は、「保湿剤」で4〜16倍くらいまで希釈してもその血管収縮作用は弱まりません[注4)8]。"保湿剤と混ざったステロイドは効き目がやさしめ"と認識していると、ランクⅠやランクⅡのステロイドをうっかり顔に使ってしまう[注5]ような事態を招きかねないので、説明の方法には注意してください。

なお、「ステロイド」と「保湿剤」は混合して使うのが良いのか、あるいは重ね塗りするのが良いのか、明確なことはわかっていませんが、動物実験ではどちらでも大きな違いはなさそうという結果は得られています[10]。

【参考文献】
1) Pediatr Dermatol. 2008; 25: 606-612. PMID: 19067864
2) Am J Clin Dermatol. 2015; 16: 341-359. PMID: 26267423
3) Adv Ther. 2017; 34: 2601-2611. PMID: 29143926
4) Pediatr Dermatol. 2017; 34: 282-289. PMID: 28271540
5) Pediatr Dermatol. 2016; 33: 160-164. PMID: 26856694
6) 一般財団法人食品薬品安全センター．薬局での調剤を想定した軟膏・クリームの配合変化に関する確認試験．
7) 薬学雑誌．2022; 142: 421-430.
8) 臨床医薬．1990; 6: 1671-1681.
9) J Am Acad Dermatol. 1989; 20: 731-735. PMID: 2654214
10) 日本皮膚科学会雑誌．2013; 123: 3117-3122.

注3) たとえば、「ヘパリン類似物質」と「クロベタゾールプロピオン酸エステル」の混合では、先発医薬品と後発医薬品で安定性が異なることが報告されています[7]。

注4) 保湿剤と混合してもステロイドの血管収縮作用が弱まらないのは、「基材に溶け込んでいないステロイド成分が新たに溶け出す」ことが主な理由とされています。やや雑にたとえると、「塩の塊も入った塩水に、水を少し足したところで、塊から新たに塩が溶け出すので塩水の濃度は薄まらない」ようなメカニズムです。

注5) ランクⅠ〜Ⅱの強力なステロイド外用薬を皮膚の薄い場所に使うと、2週間程度の使用でも皮膚委縮や毛細血管拡張といった副作用が現れるリスクがあります[9]。

説明を組み立てよう

塗り薬の「ステロイド」と「保湿剤」、どちらを先に塗布すれば良い？

基本的に、治療効果に大きな違いはないのでどちらでも良いのですが、医師から特に順序について指示はありましたか？[注6)]

「ステロイド」が先の場合
"より大事な薬"である「ステロイド」を先にしっかりと塗って治療をしてほしい、という先生の考えだと思います。指示通り、まず「ステロイド」を先に塗るようにしてください。

「保湿剤」が先の場合
先に「保湿剤」を広く塗って、後から「ステロイド」をピンポイントで重ねるように使います。逆になると、後から「保湿剤」を広く塗った際に、「ステロイド」を健康な皮膚にまで塗り拡げてしまうことになりますので、これを避ける意図があります。

特に指示がない場合
☞その患者さんの「治療」に対する理解・姿勢や、処方されている剤型、「ステロイド」を塗布する範囲などを踏まえて、より適した順序を提案[注7)]。

「間違えてしまったらどうしよう……」という不安が強い[注8)]
もし順序を間違ってしまっても、大丈夫です。この順序だけが理由で治療を失敗してしまったり、あるいは思わぬ副作用が出たり……、ということはありませんので、「順序を間違ったから一旦きれいに洗ったり拭き取ったりしてから塗り直す」みたいなことは、する必要はありません。
大事なのは根気よく薬を続けていくことですが、色々と大変だと思いますので、何か不安なことや困ることがあればいつでも仰ってください。

重ね塗りが大変そうで、"塗布の手間"が最大の問題になっている場合[注9)]
混合できる組み合わせかどうか、安定性のデータなどを添えて医師に提案するのもアリ。

注6) 医師と説明が食い違っていると、患者さんは混乱します。しかし、だからといって医師の指導を繰り返しているだけでは、そこに薬剤師が関わる意義は乏しくなってしまいます。医師の指導を確認した上で、その指導に対してより理解が深まるような説明をしましょう。

注7) "どちらでも良い"で丸投げされると困るので、それぞれの長所・短所を説明して、患者さんにとってどちらが良いかを尋ねてみても◯。

注8) 子どものスキンケアでは、親御さんは我々薬剤師が思うよりも大変な苦労をしながら薬を使っています。ちょっとした塗り忘れや順序間違いなどで"罪悪感"を抱いてしまったり、完璧な治療を求めすぎて挫折してしまったり……、といった事態を防ぐための声掛けが大事です。

注9) 場合によっては、塗り薬の「剤型」を変えることでも負担を減らせることがあります。片手でキャップを外せるチューブ、たくさんの量を使いやすい大きな軟膏壺など、色々な製剤の特徴をチェックしておきましょう。

Q.23 この薬を飲んでから「めまい」がする。これって副作用？

薬剤師の説明で防ごう
- ☑ 薬に"濡れ衣"を着せて、必要な薬を中止してしまったり、治療の選択肢を狭めてしまったりすること
- ☑ 「副作用の可能性もあります」としか答えず、薬剤師に相談しても意味がないと思われてしまうこと

押さえておきたいポイント
- ☑ 「めまい」の症状は、薬でも薬以外のものでも起こり、原因は様々
- ☑ 「副作用の可能性」は、あるかないかではなく、"どのくらいあるのか"で考えるのが薬剤師の仕事
- ☑ 薬剤師が安易に「副作用だ」と決めつけると、患者さんは薬を飲まなくなってしまう恐れがある

説明を始める前に

まずは、この質問が出てくる背景や事情を考えよう

　薬を飲んでいて何か体調に異変を感じた患者さんが、「これは薬の副作用ではないか？」と不安に思うのは、ごく自然なことです。しかし、薬を使った後の体調の異変[注1]は、薬とは全く無関係に起きたものである可能性も大いにあります。「添付文書の副作用欄にその症状が記載されている」という理由だけで、薬剤師がこれを軽々しく「副作用だろう」と肯定することには、非常に多くのデメリットを伴うため、慎重な対応・言葉選びが求められます。一方で、「副作用の可能性もある」と答えても、それだけでは患者さんの問題は何も解決しない、という点にも注意が必要です。

注1) 薬の使用後に起きた健康上の問題は、正確には「有害事象」と呼びます。ここには、副作用だけでなく、薬との因果関係がないもの、未知・不明なものも全て含みます。

考えるポイント

① 薬による副作用である可能性が"どの程度"か、を考える

　添付文書の副作用欄に「めまい」が記載されている医薬品は5,800品目ほどあります。これらの薬を飲んでいる患者さんから「めまい」を相談[注2]されたら、それらは全て薬による副作用だと言えるかというと、当然そんなことはありません。「めまい」は、薬のほかにも良性発作性頭位めまい症

注2) 患者さんは、低血圧や低血糖で現れる症状を総じて、「めまい」とだけ表現することもあります。

Q23. この薬を飲んでから「めまい」がする。これって副作用？　119

やメニエール病、ストレス、睡眠不足など様々なものが原因で起こり得るからです。つまり、添付文書の副作用欄に記載があるというだけで、その症状を「副作用だろう」と判断するのはあまりにも短絡的だ、ということです。

しかし、だからといってその症状を「副作用ではない」と言うこともできないため、「副作用の可能性もある」という"便利な表現"に頼ってしまいがちですが、この回答だけでは患者さんにとってなんの解決にも繋がりません。そもそも、こんな当たり前の回答であれば素人でもできますので、薬剤師に相談した意味もありません。では、薬剤師にはどんな回答が求められているかというと、それは「副作用である可能性」は"どの程度"なのかを踏まえて、次は何をすれば良いか、という視点での対応です。

「薬が原因である」、「薬以外が原因ではない」と言える根拠

副作用かどうかの厳密な鑑別は非常に難しいですが、「副作用の可能性がある」と言及するためには、少なくとも「薬が原因であると言える」だけの根拠だけでなく、「薬以外のもの（例：良性発作性頭位めまい症、メニエール病など）が原因ではない」と言えるだけの根拠も必要です（図23-1）。

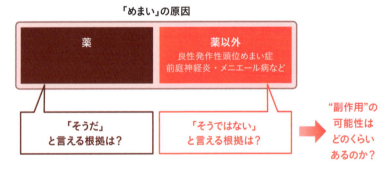

図23-1　薬の副作用である可能性がどのくらいあるのか、を考える際のポイント

「薬が原因であると言える根拠」としては、たとえばその薬の薬理作用から「めまい」の症状が起こり得ると言える、という点が挙げられます。薬の副作用は大きく3つのパターンに分けることができます（表23-1）[1]が、「タイプA（「めまい」がその薬の薬理作用の延長線上で起こり、用量依存的、頻繁に起こるもの）」……、具体的にはベンゾジアゼピン系薬のように中枢抑制作用のある薬、またはARB/ACE阻害薬やCa拮抗薬のように降圧作用のある薬などによる「めまい」で、こうした薬を服用したタイミングで同じように繰り返し起こる場合は、「薬が原因である」と言える可能性が高い、と考えることができます。

ただし、「ミノサイクリン」のように、血中濃度と「めまい」の発現が相関していて頻度も高い[注3)2)]ものの、薬理作用からは類推しづらいもの[注4)]もあるため、こうした特徴的な副作用については個々に症例報告やコホート研究などからも情報収集しておく必要があります。

表23-1　副作用の大別

タイプA	薬理作用に関連したもの。用量依存的に、頻繁に起こる
タイプB	アレルギーまたは特異的に起こるもの。用量とは無関係に、稀に起こる
タイプC	自然発生する疾患の頻度を高めるもの[注5)]

Drog Saf. 1997; 16: 355-365. PMID: 9241490. より引用

一方、「薬以外のものが原因ではないと言える根拠」としては、たとえば「めまい」の原因として頻度の高い「良性発作性頭位めまい症」や「前庭神経炎」、「メニエール病」の可能性くらいは排除しておく[注6)]必要があると考えられます。「良性発作性頭位めまい症」であれば、「朝に布団から起き上がったとき」や「寝返りを打ったとき」など、"頭の位置が変わったとき"に「回転性のめまい」が起こります。「前庭神経炎」は急激に発症して吐き気も伴うこと、「メニエール病」では耳鳴り・難聴を伴うことが多い傾向にあります。また、「めまい」は脳血管障害などの緊急性の高い疾患の症状としても現れることがありますが、この場合は頭痛や胸・肩・背中の痛み、意識障害・失神などの症状が随伴症状としてよく現れます（表23-2）[6)]。こうした特徴的な症状やトリガー、随伴症状がある「めまい」であれば、それは薬とは関係なく発生した別の疾患である可能性が高くなってきます。

表23-2　よくある「めまい」と、その特徴

考えられる原因	よくある症状
良性発作性頭位めまい症	頭の位置が変わったときに、回転性のめまいが起こる。随伴症状がない
起立性低血圧	立ち上がったときに、回転性ではないめまいが起こる
前庭神経炎	特にトリガーなく、急激に症状が現れる。吐き気・嘔吐を伴う
メニエール病	特にトリガーなく症状が現れる。耳鳴り・難聴を伴う
脳血管障害	頭痛や胸・背中・肩の痛み、意識障害・失神を伴う

Emerd Med Clin North Am. 2016; 34: 717-742. PMID: 27741985. より引用

つまり、患者さんの訴える「めまい」が副作用である可能性はどのくらいあるかを考えるためには、その症状は「いつから（発症時期）[注7)]」、「どんなときに（症状が現れるタイミング・トリガー）」、「どこに（症状の部位）」、「どのような（症状の内容）」症状として現れるのか、「めまいのほかにど

注3) 古い報告ですが、この研究ではミノサイクリンを服用した女性の70%で「めまい」が現れた（プラセボ群では9.5%）、とされています[2)]。

注4) DPP-4阻害薬の類天疱瘡[3)]なども、薬理作用からは考えにくい"副作用"の1つです。

注5) NSAIDsによる心血管疾患[4)]や、新型コロナウイルス感染症のmRNAワクチンによる心筋炎[5)]などが例です。

注6) 薬剤師に「診断」はできませんが、「副作用の可能性」を評価するためには、代表的な疾患の特徴くらいは知っておく必要があります。

注7) たとえば「薬疹」は、服用開始直後よりも、服用から4〜28日後に現れたものの方が強く疑われます[7)]。

んな症状が一緒に現れるのか（随伴症状）」、患者さんに詳しく聞き取ることが非常に重要になります。

②「副作用」の可能性を踏まえて、その後どうするのかを考える

こうした相談を受けた際、薬剤師はその症状が「副作用かどうか」の話に終始してしまいがちですが、ここで患者さんが一番に求めているのは、副作用であろうがなかろうが、その問題の解決です。そのため、副作用である可能性を踏まえて、その次にどうするのかも考える必要があります。

薬の副作用が疑われたからといって、必ずしも薬を中止するとは限りません。患者さんにとって重要な薬である場合は、一定の副作用は承知の上で継続しなければならないこともあります。一方、あまり重要でない薬であれば、副作用である可能性は低くても、これを機会に薬を削除することもある[注8]かもしれません。こういった最終的な治療方針は医師が決定しますが、そこで重要になるのが、先述の「薬による副作用である可能性は"どの程度"か」、「その薬が患者さんにとってどのくらい重要か」、そして「その症状は患者さんにとってどのくらい大変か[注9]」という情報です（図23-2）。薬剤師が患者さんから直接この相談を受けたということは、恐らく医師はまだこれらの情報をどれも持ち合わせていません。そのため薬剤師としては、これら3つの視点からしっかりと情報収集して、医師に判断材料としてフィードバックすることが重要になります。

注8) 有益性の低い多剤併用になっている患者さんなどでは、副作用の相談を減薬のきっかけにすることもできます。ただし、「副作用だ」との決めつけは避けた方が無難です。

注9) 症状の重症度を客観的に評価・伝達する際には、「有害事象共通用語規準（CTCAE）」などが役立ちます（https://jcog.jp/doctor/tool/ctcaev5/）。

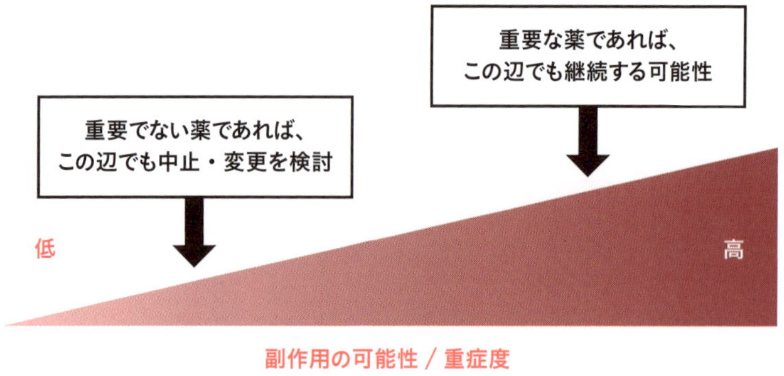

図 23-2　副作用の可能性・重症度と、次の方針

薬に"濡れ衣"を着せないために

ここで注意したいのは、患者さんが副作用を疑った薬であっても、そのまま継続して服用しなければならないケースや、今後の人生においてその薬は選択肢として置いておいた方が良いケースがしばしばある、という点です。相談を受けたときの最初のレスポンスで、薬剤師が安易に「副作用

だと思う」などと答えると、患者さんはその薬を"めまいを起こす可能性がある薬"として認識することになりますが、こうした薬に対する"副作用のイメージ"は、実際に現れる"副作用の症状"とも強く関連してしまいます[注10)8)]。つまり、薬剤師の説明のしかた1つで、その薬を"副作用の起こりやすい薬にしてしまう"恐れもある、ということです。

また、薬とは無関係に発生する症状を副作用だと決めつけてしまうと、安全かつ効果的に使えるはずの薬を、永遠に選択肢から外してしまうことになりかねませんが、これは患者さんにとって非常に大きな不利益に繋がります。たとえば、ペニシリンアレルギーだという決めつけ[注11)]でペニシリン系抗菌薬を選択肢から外してしまった患者さんは、より広域に作用する抗菌薬しか使えないために耐性菌の発生リスクが高くなってしまうことがわかっています[9)]。あるいは、日本ではHPVワクチン接種後の体調不良を副反応だと決めつけるメディア報道によって、ワクチン忌避が加速したため、このままでは本来は防げたはずの子宮頸がんによって、今後50年で1万人近くの女性が死亡すると推計されています[10)]。薬を使った後の体調の異変を「副作用ではないか」と疑うことは薬剤師の重要な視点ではありますが、その薬剤師の安易なひとことで薬に"濡れ衣"を着せて悪いイメージを植えつけてしまう[注12)]ことがないよう、十分に注意して言葉を選ぶ必要があります。

注10)「こういう副作用が起こる可能性がある」と認識して服用すると、たとえ服用したものがプラセボであっても"その症状"が忠実に現れる、という現象が確認されています[8)]。

注11) ペニシリン系抗菌薬の服用で起きた一般的な「下痢・軟便」を、「副作用」として薬歴に記録したことで、ペニシリン系抗菌薬をそれ以降使えなくなってしまった、というケースもよくあります。

注12)「オセルタミビル」と異常行動(→Q26／p.138)、麻疹ワクチンと自閉症など、一度ついた悪いイメージを未だに払拭できていないものは数多くあります。

【参考文献】
1) Drug Saf. 1997; 16: 355-365. PMID: 9241490
2) Antimicrob Agents Chemother. 1977; 11: 712-717. PMID: 324400
3) JAMA Dermatol. 2020; 156: 891-900. PMID: 32584924
4) Eur Heart J Cardiovasc Pharmacother. 2023; 9: 562-569. PMID: 37385823
5) JAMA. 2022; 327: 331-340. PMID: 35076665
6) Emerg Med Clin North Am. 2016; 34: 717-742. PMID: 27741985
7) N Engl J Med. 2012; 366: 2492-2501. PMID: 22738099
8) Pain. 2009; 146: 261-269. PMID: 19781854
9) J Allergy Clin Immunol. 2014; 133: 790-796. PMID: 24188976
10) Lancet Public Health. 2020; 5: e223-e234. PMID: 32057317

＼ 説明を組み立てよう ／

この薬を飲んでから「めまい」がする。これって副作用?

↓

それは大変でしたね、大丈夫でしたか?／薬は飲めました?／今日、医師にこのことは伝えられましたか?注13)
☞ 患者さんに話をしてもらって、まずは「症状の重さ」と「服薬状況」、「医師への情報共有の有無」などを確認します。

↓

☞ 患者さんが自発的に話した内容では足りなかった情報を、追加で聞き取ります。
ちなみに……、
・その症状は、いつ頃から出てきましたか?(発症時期、以前にも経験したことがあるか)
・その症状は、どんなときに現れますか?(症状が現れるタイミングやトリガー)
・その症状は、どんな症状ですか?(回転性かどうか)
・ほかに、一緒に現れる症状はありますか?(随伴症状)

まだ不足している情報がある
○○さんのその「めまい」が、薬によるものなのか、あるいは何か別の病気が潜んでいる可能性がないかを考えるために、もう少し確認させていただきたいのですが……注15)。

薬ではなく、何か別の疾患である疑いがある場合
なるほど、ありがとうございます。今、お伺いしたお話を踏まえると、薬剤師としては、「薬の副作用」というよりも、別のめまいの疾患を抱えている可能性がありそうだなと思います。というのも……。
☞「薬剤師として、なぜ、そう判断したのか(判断材料)」も説明できるように。

……ですので、一度病院を受診して、その「めまい」の症状をきちんと診てもらうのが良いと思います。
☞ 具体的な診療科や近所の医院などを提案、緊急性の高いものであればすぐ受診勧奨。

中断しない方が良い重要な薬の場合
この薬は、○○さんにとって□□という意味で大事な薬です。もし副作用ではないのにこの薬をやめてしまうと、それは○○さんにとってすごく不利益な判断になってしまいますので、一旦この薬は継続した状態で、病院を受診するようにしてください。
☞「副作用ではないかと相談があったこと」=服薬アドヒアランス低下の恐れがあることを医師にトレーシングレポート等で共有し、次回受診時にフォローをお願いしておいても○。

↓
(続)　　(続)

注13) 薬剤師は、すぐに「Yes」か「No」かで回答しがちですが、まずは「心配している」という態度を示すことで、「薬剤師はあなたの味方である」ことを伝えることができます。

注14) 副作用かどうかを比較的すぐに判断できるケースであっても、少し患者さんに事情を話してもらった方が、「話を聞いてもらえた」と感じてもらえる上に、情報収集もできて一石二鳥です。

注15) 人は、「なぜその質問をするのか?」という相手の"意図"も気になる生き物です。情報を追加で聞き出したい場合は、その意図(興味本位で聞いているわけではない)を明確にしておくことも必要です。

注16) ここでは、薬を「薬理作用」だけでなく、「その患者さんの人生をどう変える薬なのか」という視点で考えられているか、という薬剤師としての知識量が問われます。

患者さんが「副作用に違いない」と強く思い込んでいて、安全に変更できる同種同効薬が豊富にある場合には、「副作用である可能性は低いが、薬を変えてみても良いかも」という提案もアリ。

薬の副作用である可能性が十分に考えられる場合
なるほど、ありがとうございます。今、お伺いしたお話を踏まえると、確かに薬剤師としても「薬の副作用」の可能性はありそうだな、と思います[注17]。

注17)「副作用かどうか」の本当の鑑別は極めて困難なため、あまり断定的な表現は用いない方が無難です。

薬剤師として、良い解決策が浮かんでいる場合
〇〇さんの場合、薬をうまく使えば解決できる可能性もあるので、医師に確認をしてみますね。
☞ 医師に情報共有、薬の中止や用法・用量変更、副作用対策の薬の追加などを提案。

薬剤師として、良い解決策が浮かばない場合
〇〇さんの場合、この薬を安易にやめたり変えたりはできないので、医師と相談しながら対応を考えた方が良いと思います。少々、お時間をいただけますでしょうか。
☞ 医師に情報共有、方針を相談。場合によっては再受診も選択肢に。

別の新たな病気でなければそれで良い、という場合
☞ 副作用を減らせる良い対策があれば提案、いつでも検討可能である旨を伝えます[注18]。
☞ 薬によっては、継続しているうちに治まってくる副作用もあることを説明します。
☞ 生活する上で気をつけるべきこと（自動車運転、高所での作業など）を改めて注意喚起します。

注18)「何かの病気ではないか」を心配していたために、副作用の可能性が高ければそれで安心する、というケースもあります。

原因がさっぱりわからない場合[注19]
申し訳ありません、今、お伺いした話では、薬の副作用なのか、何か別の「めまい」の病気が潜んでいる可能性があるのか、私では判断が難しいようです。一度、専門の病院を受診してもらうのが良いと思います。

☞ 受診時に重要な情報を漏らさず伝えられるよう、「どの情報を伝えるべきか」をおさらいします。
☞ 患者さんにとって重要な薬の場合、安易な服薬中断をしないように注意喚起します。
☞ 必要であれば、「お薬手帳」に医師へ情報共有するためのメモを記載します。

注19) わからないときは「わからない」ときちんと答えることも、薬剤師として重要な態度です。その場合は、専門家へ繋ぐこと意識した対応に切り替えましょう。

第5章 その発言の裏に潜む、患者さんの不安や誤解も解決する

> インフルエンザのワクチンって、接種した方が良い？
> （去年、接種したのに罹ったんだよね・・・）

> はい、予防のために接種してもらった方が良いと思います。
> （不安を煽る情報もたくさんあるから、きちんと情報提供しなきゃ）

> でも、接種しても罹ることってあるよね？
> （インターネットでも"無意味"ってよく見かけるし、どうなんだろう）

> 100％防げるものではないので、確かにそういうことはありますね・・・。
> （嘘はつけないから、こう説明するしかないよね・・・）

> ふーん・・・、そうなんだ。
> （やっぱり、あんまり意味なさそうだな、今年からはやめておこう）

患者さんが思い描いている"薬のイメージ"が、その実態から大きく乖離していることはよくあります。たとえば薬の効果を過大評価していると、本来は不必要なときにまで薬を使おうとしたり、実際には効果を得られているのに「効かない」と勘違いしたりしてしまうことに繋がります。一方、安全性を過小評価していると、今度は本来薬を使うべきタイミングで「そんな危ない薬は使いたくない」と薬物治療を拒否したり、「この薬を使わなければ安心だ」と油断したりしてしまうことになります。こうしたトラブルを回避するためには薬剤師による丁寧な説明が必要不可欠ですが、その説明はどのように切り出せばより患者さんに響くのか、知識の"使い方"を考えることも重要です。

Q.24 インフルエンザのワクチン、本当に効果がある?

薬剤師の説明で防ごう

- ワクチンの有効性や意義について誤解し、来シーズンからワクチン接種を忌避してしまうこと
- ワクチンを接種したという自分の選択を「間違っていた」と評価して、後悔してしまうこと

押さえておきたいポイント

- ワクチンは、発症を60%程度、重症化を50～70%程度軽減してくれる
- ワクチンを接種していても「発症した」「高熱が出た」という経験をすると、ワクチンの効果に疑問を抱いてしまう
- 重症とは、38℃を超える高熱や強い関節痛があることではなく、生命に関わる致命的な状態のこと

説明を始める前に

まずは、この質問が出てくる背景や事情を考えよう

　インフルエンザのワクチンは発症を100%完璧に防いでくれるわけではありません。そのため、ワクチンを接種していてもインフルエンザを発症してしまう、というケースは避けられません。このとき、38℃を超える発熱や強い関節痛といった症状に悩まされると、まるで"重症化"したかのように感じるため、「ワクチンを接種したのに発症するし重症だったし、意味なかった!」と思ってしまいがちです。特に、最近はこうした"個人の経験談"がインターネットやSNSでもよく拡散されるため、「ワクチンには本当に効果があるのだろうか?」と疑問に思ってしまうのも無理はありません[注1]。

注1) 新型コロナウイルス感染症のワクチンに関しても、多くの臨床試験で感染・重症化・死亡・後遺症リスクの軽減効果が確認されていますが、「接種したのに罹った」や「接種していないけど罹っていない」という体験談だけでその有効性を語ろうとする意見が多く広まっています。

考えるポイント

①ワクチンによる発症予防効果は?

　インフルエンザのワクチンによる発症予防効果は、Cochraneのメタ解析によると2～16歳の子どもでは64%[1]、成人では59%[2]、65歳以上の高齢者では58%[3]とされています(表24-1)。シーズンによって有

効性は多少変動し、低いときで45％程度[4]、高いときで76％程度[5]と幅はありますが、平均するとだいたい60％くらいの効果を期待できる、と言えます。

表24-1　インフルエンザのワクチンの発症予防効果[1-3]

世代	発症リスクの軽減
2～16歳	64％
17～64歳	59％
65歳以上	58％
全体的に	60％くらい

　確かに、麻疹（はしか）のワクチン[注2]のように劇的な効果ではないので、どこか頼りなく感じてしまうかもしれません。しかし、それでも現状では、最も確実にリスクを減らしてくれる予防策であることに違いはありません。実際、WHO（世界保健機関）も「The best way to avoid getting the flu is to get the flu vaccine every year.」と、毎年のワクチン接種をインフルエンザの最も効果的な予防方法として提示しています[7]。

注2) 1回接種で93％、2回接種で97％の発症予防効果があり、ほとんどの場合その効果は生涯持続します[6]。

「接種したのに発症した」という経験談が多い理由

　ワクチンによる発症予防効果が60％というのは、「100人中20人が発症するような事態を、100人中8人しか発症しない事態に抑え込むくらい」の効果がある、ということです。つまり、集団で見れば発症者は20人から8人へと60％減少するくらい、インパクトのある効果です（図24-1）[注3]。

注3) 個人の感染リスクで見た場合、感染リスクは小児で30％から11％に[1]、成人では2.3％から0.9％に[2]、65歳以上の高齢者では6.0％から2.4％に軽減される[3]くらいのインパクトがある効果とされています。

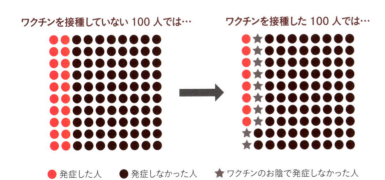

●発症した人　●発症しなかった人　★ワクチンのお陰で発症しなかった人

図24-1　ワクチンの効果を可視化すると……

　しかし個人レベルで見ると、ワクチンの効果というものはあまり実感できません。ゲームのように「Guard！」と表示されるわけでもないので[注4]、ワクチンを接種したから発症しなかったのか、たまたま運よく発症しな

注4) ゲームで「状態異常「毒」を60％回避」というパッシブスキルを取得しても、「毒」になってしまうことはあります。この場合、筆者も「このスキルは意味ないんじゃないか」といって怒るかもしれません。

かったのか、区別がつかないからです。一方で、"ワクチンを接種したのに発症した"という経験はハッキリと認識できます。この意外な体験はSNSなどにもよく投稿される[注5]ため、インターネットやSNSでは「ワクチンを接種したのに発症した」という経験談の方が目立つようになってしまいます。

②ワクチンによる重症化予防効果は？

インフルエンザのワクチンは発症だけでなく、「重症化」を防ぐ効果も報告されています。たとえば、インフルエンザによる入院リスクの軽減効果は子どもで52%[9]、成人で51〜53%[10]、高齢者では27[11]〜72%[12]とする報告があります。これもシーズンによって変動がありますが、およそ平均すると50%程度の効果を期待できる、と評価するのが妥当と考えられます。また、重症化リスクの高い子どもや高齢者では、インフルエンザに関連した死亡を40〜65%[13,14]ほど減らせることもわかっています（表24-2）。つまり雑にまとめれば、ワクチン接種をしておくことによって、もしインフルエンザを発症してしまっても、重症化や死亡をだいたい1/2〜1/3程度に減らすことができる、くらいの効果だと言えます。

表24-2 インフルエンザのワクチンの重症化予防効果[9-15]

世代	入院リスクの軽減	死亡リスクの軽減
子ども	52%	65%
成人	51〜53%	—
高齢者	27〜72%	40〜50%
全体的に	50〜60%くらい	

このとき大事なのは、「重症化」という言葉[注6]を、我々医療従事者と一般の人とで全く異なる意味で使っていることがある、という点です。普段は元気な人でも、インフルエンザを発症すると38℃を超える高熱[注7]が出たり、ひどい関節痛・筋肉痛を感じたりと、夜も眠れないようなつらい症状に見舞われることがあります。こうした強めの症状があると、一般の人は「ワクチンを接種していたのにインフルエンザが重症化した」と考えてしまいがちです。ワクチンが防いでくれる「重症化」とは、「入院」や「死亡」といった"生命に関わる事態"に陥ることだ、ということはしっかりと理解してもらう必要があります（図24-2）。

注5) 恐怖・嫌悪感・驚きといった感情を刺激する情報は、SNSではより拡散されやすい傾向にあります[8]。

注6) 新型コロナウイルス感染症（COVID-19）でも、同様に「重症」の定義がズレていることによるコミュニケーションエラーはよく起きています。

注7) 3歳未満の小児では、ワクチン接種で39℃を超える発熱を40〜50%減らせる、という報告もあります[16]。

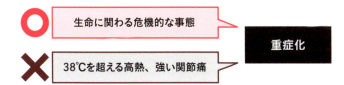

図 24-2 「重症化」が意味するもの

【参考文献】

1) Cochrane Database Syst Rev. 2018; 2: CD004879. PMID: 29388195
2) Cochrane Database Syst Rev. 2018; 2: CD001269. PMID: 29388196
3) Cochrane Database Syst Rev. 2018; 2: CD004876. PMID: 29388197
4) Vaccine. 2018; 36: 1063-1071. PMID: 29361343
5) PLoS One. 2015; 10: e0136539. PMID: 26317334
6) N Engl J Med. 2019; 381: 349-357. PMID: 31184814
7) WHO. How can I avoid getting the flu?
   https://www.who.int/features/qa/seasonal-influenza/en/
8) Science. 2018; 359: 1146-1151. PMID: 29590045
9) Vaccine. 2018; 36: 1063-1071. PMID: 29361343
10) J Infect Dis. 2019; 220:1265-75. PMID: 30561689
11) N Engl J Med. 2007; 357: 1373-1381. PMID: 17914038
12) J Infect Chemother. 2018; 24: 873-880. PMID: 30100400
13) J Clin Epidemiol. 2014; 67: 734-744. PMID: 24768004
14) Pediatrics. 2017; 139: e20164244. PMID: 28557757
15) PLoS One. 2013; 8: e52103. PMID: 23326324
16) Pediatr Infect Dis J. 2019; 38: 866-872. PMID: 31306399

＼ 説明を組み立てよう ／

インフルエンザのワクチン、本当に効果がある？

はい、きちんと効果のあるワクチンですが、何か気になることがありましたか？[注8]

ワクチンを接種していないが、いつもインフルエンザに罹らない
なるほど、きっと日頃から健康に気をつけておられるとか、手洗いなどの感染対策をしっかりされているお陰、というのもあると思います。ただ、そこにワクチン接種も加えると、その対策はよりしっかりしたものになります。

ワクチンを接種していたのに発症した
それは大変でしたね……。「ワクチンを接種していたのに発症した」という経験をして、ワクチンの効果を疑問に感じるのは無理ないと思います。ただ、ワクチンはインフルエンザの発症を100％完璧に防いでくれるものではないので、接種していても発症してしまう、ということはどうしても起きてしまいます[注9]。

ワクチンの発症予防効果について説明[注10]
・発症予防効果は60％ほど
☞ 100人中20人が発症する事態を、100人中8人しか発症しない事態にまで抑え込む程度の効果です。

その程度の効果しかないなら不要？
確かに、効果を物足りないと感じる気持ちはわかります。でも、ワクチンはほかのどんな対策よりも確実に発症のリスクを減らしてくれるものですし、それに発症だけでなく重症化……、つまりインフルエンザで入院したり亡くなってしまったり、そんな大変な事態に陥ってしまうリスクを半分以下に減らしてくれる効果もあります。

発症してしまった場合は、ワクチンは無駄打ちだった？
いえ、そんなことはありません。運悪くインフルエンザを発症してしまった場合でも、合併症を起こして入院したり亡くなったりする「重症化」のリスクを半分から3分の1に減らしてくれる効果がありますので、無駄になるわけではありません。しっかりと○○さんの命を守ってくれています。ワクチンを接種したという選択は間違っていませんので、安心していただければと思います[注11]。

注8）効果の説明をいきなり始めてしまいがちですが、まずは「この質問をしてきた背景・理由」を探ってみましょう。その方が、よりこの患者さんに響きやすい説明を組み立てることができます。

注9）「大変でしたね」の後、もっと話をしてくれそうな雰囲気であれば、「熱とか高かったですか？」のように症状を尋ねて、「私はあなたの体調を気遣っていますよ」というサインを出せれば、より◎です。

注10）ここまでの短いやりとりだけで認識を大きく変えることは難しいです。怪訝な表情をされていたら、「何か不安な点とかありますか？」とここで一度ボールを返して、相手に考える時間を作ってあげるのも○。

注11）ワクチンの効果は、個人レベルではなかなか実感できません。「○○さんの命を守ってくれている」と相手の名前を入れて説明することで、ワクチンの効果をその人のストーリーの中に組み込みましょう。

Q.25 インフルエンザで受診したのに、抗ウイルス薬を処方してもらえなかったのはなぜ？

薬剤師の説明で防ごう

- ☑ インフルエンザの治療において、「抗ウイルス薬」は万人にとって"必要不可欠"な薬だと誤解されること
- ☑ 薬が処方されなかった場合、"いじわる"や"見捨てられた"と勘違いされてしまうこと

👍 押さえておきたいポイント

- ☑ 患者さんは、「抗ウイルス薬を処方してもらうこと」を目的に病院を受診するケースも多い
- ☑ インフルエンザに対する抗ウイルス薬の必要性は、その人の年齢や持病などによって大きく異なる
- ☑ 「薬を処方しない」という臨床判断は、決して患者さんを軽視したり見捨てたりしているものではない

説明を始める前に

まずは、この質問が出てくる背景や事情を考えよう

　インフルエンザの流行期、病院はどこも混雑します。ただでさえ体調の悪いときに、病院でも薬局でも長時間待たされ、ようやく薬をもらって帰れると思っていたら、ほしかった「抗ウイルス薬」がない……。そんな状況でがっかりしている患者さんを見れば、つい「処方を追加する」ことを医師に打診したくなってしまいます。実際、「抗ウイルス薬」を処方してもらうことを目的に病院を受診する人は多いですが、このとき気をつけたいのが、患者さんの中には「薬を飲めばたちまち症状が治まる」、「薬を飲んでいれば重症化しない」といったように、薬にやや過剰な期待をしているケースがよくある、ということです。こうした誤解は、無用の失望感や不信感の原因になることがあります。

考えるポイント

①「抗ウイルス薬」に期待できる効果

　季節性インフルエンザは、ウイルス性の感染症という点では"ただの風邪"と同じですが、風邪に比べると 38℃を超える高熱や筋肉痛・倦怠感といった全身症状が強く現れやすいこと、さらに重症化のリスクも高いことから、"ただの風邪"と同じように扱うことはできません。そのため、インフルエンザの可能性があれば、病院を受診して「抗ウイルス薬」を処方してもらう、というのが日本国民の一般的な認識になっています。

　実際、インフルエンザの重症化リスク[1)]を抱えている人（表 25-1）の場合、「抗ウイルス薬」を使うことでインフルエンザが重症化したり、死亡したりといったリスクを比較的しっかり軽減することができます[2)]。そのため日本でも海外でも、これらハイリスクな患者さんに対しては「ノイラミニダーゼ阻害薬」[注1)]の使用が推奨されています[4,5)]。

表 25-1　インフルエンザが重症化しやすいリスク要因

・5 歳未満（特に 2 歳未満）の子ども	・65 歳以上の高齢者[注2)]
・妊娠中、または産後 2 週間	・介護施設の長期居住者
・BMI が 40 以上	・糖尿病
・喘息、慢性閉塞性肺疾患	・先天性の心不全や不整脈
・腎障害	・肝障害
・免疫不全、免疫抑制薬やステロイドを服用中	・長期で「アスピリン」を服用している小児

　一方で、リスク要因を抱えていない、若く健康な人の場合、こうした重症化抑制の効果はほとんど期待できず[注3)]、得られる効果は、症状のある時間を 24 時間ほど短縮するくらい[注4)]にとどまります[9,10)]。そのため、インフルエンザになったからといって、「抗ウイルス薬」は"必要不可欠"というわけではなく、位置づけとしては"使用を検討しても良い"という選択肢の 1 つ[注5)]に過ぎません[4,5)]。特に、症状が現れてから 48 時間以上が経過している場合には、こうした効果も基本的に期待できなくなります[13)]ので、「抗ウイルス薬は処方されない」というケースが十分に起こり得ます。これは、医師が薬の"出し惜しみ"をしたり、患者さんを軽視して見捨てたりしているのではなく、薬を使っても"副作用が増えるだけ[注6)]"なので、患者さんに不利益を与えてしまわないように考えられた、むしろ非常に患者想いの判断だ、ということを強調する必要があります。

発症から 48 時間以上経過していても薬を使うケース

　「ノイラミニダーゼ阻害薬」はウイルスの増殖を抑える薬のため、発症

注 1）ノイラミニダーゼ阻害薬は 4 種ありますが、基本的な臨床的な有益性は変わらない、とされています[3)]。

注 2）入院患者では、40 歳を超えた頃から「ノイラミニダーゼ阻害薬」による死亡リスクの軽減効果が確認されています[6)]。

注 3）若くて健康な人でも"重症化"の予防効果を期待できるのは、ワクチン接種です[7)]。

注 4）この効果も、健康で症状の軽い 12 歳未満の子どもでは 16〜17 時間程度、基礎疾患があって症状が強めに現れている 65 歳以上では 75 時間程度と、使う人によって幅がありそうです[8)]。

注 5）症状のある時間を 24 時間程度短くする、という効果であれば、麻黄湯や銀翹散などの漢方薬でも十分に代替できる可能性があります[11,12)]。

注 6）たとえば「オセルタミビル」を使うと、吐き気や嘔吐は 1.4〜1.8 倍に増えます[14)]。

から 48 時間以内に使うことが原則とされています[15]。ただし、リスク要因を抱える人の重症化を防ぐ効果については、48 時間以上が経過していても、場合によっては発症から 4〜7 日が経過していても、その効果を期待できるという報告があります[16-18]。このことから、表 25-1 のようなリスクを抱える人の場合は、「48 時間以内」という原則に縛られることなく、柔軟な対応を考える必要があります。

異なる作用メカニズムの「バロキサビル」の立ち位置

2018 年に登場した「バロキサビル」は、キャップ依存性エンドヌクレアーゼ阻害薬という新しい作用メカニズムの薬ですが、臨床的な効果は従来のノイラミニダーゼ阻害薬とほぼ同等とされています[19,20]。1 回の内服で済む便利な薬ではありますが、高額であることや、ウイルス耐性化の懸念[21]もあり、扱いには注意が必要です。

② "薬を処方されなかった" ことで生まれる不安への対処

若くて健康な人では、インフルエンザの治療に「抗ウイルス薬」は必須でない……、とは言え、万が一、薬を処方しなかった患者さんが重症化してしまった場合は、「やっぱり薬を使っておけば良かったのでは？」と、医師や薬剤師の判断は "間違っていた" ように誤解されてしまう可能性があります。そのため、「抗ウイルス薬」の追加処方を疑義照会でお願いしておけば、手っ取り早く表面上の解決をもたらし、トラブル回避にもつながりますが、あまり患者さんのためにもなる良い選択とは言えません[注7]。そのため、まずは "薬を処方されなかった" ことで患者さんが感じているであろう、「重症化したらどうしよう」とか「医療から見捨てられたのでは？」という不安・疑問に対してのアプローチを考えることが重要です（図 25-1）。

注7）これも、「寄り添った風の加害」（→ Q10 ／ p.50）になりかねないものと言えますが、状況によっては「表面上の満足とトラブル回避」という非薬学的なメリットが、経済的負担や副作用リスクを大きく上回る……と判断できるケースもあるかもしれません。

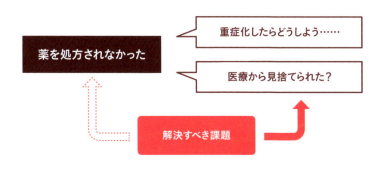

図 25-1 「薬を処方されなかった」ことで、患者さんが感じる不安や疑問

たとえば、「もしこんな症状が現れてきたら、すぐに病院へ連絡してください」と、具体的な重症化の徴候（表25-2）[22]を提示することは、「知らず知らずのうちに重症化して手遅れになってしまう」という不安を解消する手立てになりますし、「あなたを軽視して見捨てているわけではない」という姿勢を示すことにも繋がります。高熱で患者さんもあまり話をしっかり聞けない状況では、小さなリーフレット等で渡すのも良い方法かもしれません。

注8）子どもの場合、「肩で息をしている」、「みぞおちがペコペコとへこむ（陥没呼吸）」、「鼻の穴が広がる（鼻翼呼吸）」、「起き上がって呼吸する（起坐呼吸）」などが呼吸困難の徴候です。

表25-2　インフルエンザの重症化の徴候（緊急受診の基準）

成人の場合	子どもの場合
☑ 呼吸困難や息切れ	☑ 呼吸困難[注8]、呼吸が速い
☑ 胸や腹部の痛みや圧迫感	☑ 青みがかった肌
☑ 突然の眩暈	☑ 十分に水を飲まない
☑ 混乱、意識の混濁	☑ 反応がない、鈍い
☑ ひどい嘔吐、持続する嘔吐	☑ 抱っこを嫌がるほどのイライラ
☑ 一旦症状が治まってからの、再悪化	☑ 一旦症状が治まってからの、再悪化

【参考文献】

1) WHO. Who is at Higher Risk of Flu Complications.
   https://www.cdc.gov/flu/highrisk/index.htm
2) Clin Infect Dis. 2017; 64: 1328-1334. PMID: 28199524
3) J Infect Chemother. 2022; 28: 158-169. PMID: 34840038
4) Clin Infect Dis. 2019; 68: e1-e47. PMID: 30566567
5) 日本感染症学会提言．抗インフルエンザ薬の使用について．
6) Euro Surveill. 2023; 28: 2200340. PMID: 36700868
7) Cochrane Database Syst Rev. 2018; 2: CD001269. PMID: 29388196
8) Thorax. 2010; 65: 510-515. PMID: 20522848
9) Cochrane Database Syst Rev. 2014; 2014: CD008965. PMID: 24718923
10) Fam Pract. 2013; 30: 125-133. PMID: 22997224
11) BMC Complement Altern Med. 2019; 19: 68. PMID: 30885188
12) Ann Intern Med. 2011; 155: 217-225. PMID: 21844547
13) Lancet Infect Dis. 2014; 14: 109-118. PMID: 24268590
14) JAMA Intern Med. 2024; 184: 18-27. PMID: 37306992
15) 各医薬品 添付文書.
16) Lancet. 2020; 395: 42-52. PMID: 31839279
    →高齢者では3日短縮，48時間以降でも○
17) Euro Surveill. 2023; 28: 2200340. PMID: 36700868
    →40歳以上では発症から5～7日後でも院内死亡抑制
18) 前掲8).
    →ハイリスク高齢者：4日までは死亡率軽減
19) N Engl J Med. 2018; 379: 913-923. PMID: 30184455
20) 薬剤疫学．2021; 26: 15-26.
21) Clin Infect Dis. 2020; 71: 971-981. PMID: 31538644
22) WHO. Flu Symptoms & Complications.
    https://www.cdc.gov/flu/symptoms/symptoms.htm

＼ 説明を組み立てよう ／

インフルエンザで受診したのに、抗ウイルス薬を処方してもらえなかったのはなぜ？

↓

インフルエンザと診断されたのですね。どんな症状で困っておられますか？(注9)
……、なるほど、たとえばその発熱や喉の痛み、くしゃみ・鼻水、咳といった症状を和らげる薬は処方されていますね。

↓

抗ウイルス薬の有無に関しても、念のため確認をさせていただきたいのですが……(注10)。
☞ **表25-1** のようなリスク要因を抱えていないか？
☞ 発症から48時間以上が経過していないか？

↓

ハイリスクな患者さんの場合
☞ 医師に「処方忘れ」でないか確認
（重症化予防の効果は、発症から48時間以上が経過していても期待できそうな点も踏まえて）

↓

ハイリスクではないが、発症から48時間以内の場合
☞ 医師から、「薬を使わない理由（例：禁忌に該当する）」を説明されていないか確認

↓

禁忌などには該当しなさそうな場合
・疑義照会をしている時間くらいは待てそう
→薬が処方されていない理由を医師に確認し、さしつかえなければ追加処方を提案。
・しんどいので、もう薬はなくても良い(注11)
→家に常備薬として麻黄湯や葛根湯などの漢方薬があれば、それで「抗ウイルス薬」と変わらない効果を期待できるため、処方された薬と併用することを提案してみても良いです。

↓

ハイリスクではなく、発症から48時間以上が経過している場合
〇〇さんの場合、発症から48時間以上経ってしまっているので、今から「抗ウイルス薬」を使ってもほとんど効果を期待できない状況です。そのため、これらの対症療法の薬を使って療養してもらう、というのが最善の治療法になります(注12)。

↓

基本的に「抗ウイルス薬」で重症化を防ぐことはできません。そのため、薬を使っていても使っていなくても、**表25-2** のような重症化の兆しを示す症状が現れた際は、すぐにご連絡ください(注13)。

注9) 「風邪に対する抗菌薬」（→Q27／p.143）と同様、まずは「欲しかった薬がない！」という患者さんの感情に寄り添う姿勢を示すと、その後の話を聞いてもらいやすくなります。

注10) 医師の説明をただ繰り返すのではなく、「本当に薬は必要でなかったか？」を改めて薬剤師目線でも考えることは、患者さんに"寄り添った"対応になります。

注11) 「薬はなくて良い」と言われた際、さっと代替案を提示できると、患者さんが感じる"がっかり感"を軽減することができます。

注12) 「抗ウイルス薬は必要ない」というより、「必要な薬は揃っている」という視点でお話をした方が親切です。

注13) もし薬が追加処方されても、「これを飲んでさえいれば重症化しない」という油断をしないように注意喚起が必要です。また、その際の注意喚起は「何かあったら」ではなく、どういう症状に注意すべきか、具体的に例示することが大切です。

Q26 「オセルタミビル」を飲むと異常行動を起こすと聞いたので、飲ませたくない

薬剤師の説明で防ごう
- ☑ 間違った情報で薬を敬遠し、有益な治療を受けられなくなってしまうこと
- ☑ 「薬を飲んでいなければ安心」と油断させ、取り返しのつかない事態を招いてしまうこと

押さえておきたいポイント
- ☑ 「オセルタミビル」は、異常行動への警戒から使用制限措置が設けられていた時期がある
- ☑ 異常行動は、インフルエンザそのものが原因で起こるため、薬を飲んでいなくても注意が必要
- ☑ "薬が原因で起こる"という誤解は、「薬を飲ませていないから安心」という油断につながるため危険

説明を始める前に
まずは、この質問が出てくる背景や事情を考えよう

　抗ウイルス薬「オセルタミビル」の服用後に起きた異常行動は、薬ではなくインフルエンザそのものに原因があることがわかっています。しかし、一時期メディアで盛んに報道されたこともあり、未だに"薬の副作用"と誤解されているケースが多々あります。その結果、「異常行動が怖いので薬を飲まない」といった薬の忌避だけでなく、「薬を飲まなかったから異常行動には警戒しなくて良い」といった油断まで生じるようになってしまっています。取り返しのつかない悲劇を防ぐためにも、薬剤師から正確な情報提供を行うことが大切です。

考えるポイント
① 「オセルタミビル」と「異常行動」の関係

　2006/2007年シーズン、インフルエンザ治療に「オセルタミビル」を服用していた子ども[注1)]が、高所から飛び降りるなどの「異常行動」を起こす事故が相次ぎ、メディアでも大きく取り上げられました。これを受けて2007年3月、10歳以上の未成年に対する「オセルタミビル」は、ハ

注1) このシーズンは、抗ウイルス薬として「オセルタミビル」と「ザナミビル」が使われており、特に先発医薬品『タミフル』の使用量が圧倒的に多かったという背景があります[1)]。

イリスク患者でない限り使用を控えるよう緊急安全性情報（イエローレター）[注2]が発出されました[2]。この時点ではまだ因果関係は不明であったものの、万が一の事故を防止するという安全性を重視した措置だったと言えます。

しかし、この措置がとられて以降も、抗ウイルス薬を服用した後の「異常行動」は引き続いて発生しており、その発生率は薬を使っている子どもと使っていない子どもで差がないことが確認されました[1]。つまり、「異常行動」は薬を使うことによって引き起こされるものではなく、そもそもインフルエンザに罹患したことで生じているものだ、ということです（図26-1）。これを受けて、2018年には先述の「オセルタミビル」に設けられていた10歳以上の未成年に対する使用制限も削除されています[3]。

注2) 緊急安全性情報（イエローレター）が発出された例としては、ほかに「ゲフェチニブ」による急性肺障害や、「クエチアピン」による糖尿病性ケトアシドーシス、「ベンズブロマロン」による劇症肝炎などがあります。

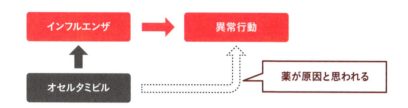

図26-1 「オセルタミビル」の服用と「異常行動」の関係

しかし、このとき薬に対して抱かれた"イメージ"は未だに強く残っており、「薬を飲んだら異常行動を起こす」と誤解したままの人は非常にたくさんおられます。その結果、「異常行動を起こすのが怖いから使わない」と薬を敬遠されることもあります。確かに、特にハイリスクな患者さん[注3]でもなければ、インフルエンザ治療に抗ウイルス薬の効果は限定的[4]で、治療に必須のものというわけではないため、「薬を使わない」という選択そのものに大きな問題があるわけではありません。しかし、"存在しないリスク"を恐れて治療の選択肢を狭めてしまうことには問題があります。

注3) 5歳未満、喘息、免疫不全、「アスピリン」を長期服用している、といった要素はインフルエンザのハイリスクに該当します（詳しくは表25-1／p.134）

「薬を飲ませていないから安心」という油断は、重大な事故に繋がる

特に注意が必要なのは、「異常行動はオセルタミビルの使用によって起こる」と勘違いしたままでは、「オセルタミビルを飲ませなければ異常行動を起こす心配はない」という油断に繋がってしまう恐れがある、という点です。インフルエンザに罹患した子どもでは、薬の種類や有無に関わらず同程度に「異常行動」が確認されている[1]ということは、どの薬を使っていても、あるいは薬を使っていない子どもであっても、同じように「異常行動」を起こす恐れがあることを意味しています。そのため薬の種類や有無に関わらず、インフルエンザに罹患している時点で、万が一の際に

重大な事故に繋がらないように対策[5]をしておく必要があります（表26-1）。

表26-1　異常行動による転落等の事故を防ぐための対策

☑	玄関や全ての部屋の窓を、確実に施錠する
☑	窓に格子のある部屋がある場合は、その部屋で寝かせる
☑	ベランダに面していない部屋で寝かせる
☑	一戸建ての場合は、できる限り1階で寝かせる

なおインフルエンザによる「異常行動」は、その70％が発熱から2日以内に発生した、と報告されています[1]。3日目以降は心配しなくて良いというわけではありませんが、発熱から2日以内の間は特に意識した注意が必要と言えます。

②「前後関係」と「因果関係」を混同した現象は、色々な薬で起きている

「オセルタミビル」と「異常行動」のように、「前後関係」と「因果関係」を勘違い[注4]したことで特定の薬や治療法を忌避してしまうことは、様々な場面で起こります。たとえばアトピー性皮膚炎では、皮膚に強い炎症が起こることで生じる「炎症後色素沈着」や、何度も皮膚を掻いたり擦ったりすることで生じる「摩擦性黒皮症」をよく伴います[6]が、これはステロイド外用薬による治療で皮膚の炎症が落ち着いてくると目立つようになってきます。そのため、まるでステロイド外用薬を使ったことが原因で起こるように感じられてしまいます（図26-2）。

注4）これを「前後即因果の誤謬」と呼びますが、古来より「湖に生贄を捧げたら雨が降った」といった実例はたくさん存在します。

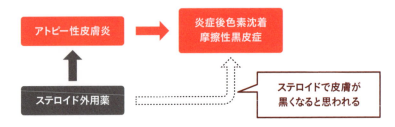

図26-2　「ステロイド外用薬」と皮膚が黒くなる現象の関係

注5）日本では、特にテレビや新聞などの大手メディアが「ワクチンが原因」と決めつけた報道を繰り返し、ワクチンの有効性やその後の安全性のデータをほとんど報じていない、というところにも大きな原因があります[8]。

また、日本のHPVワクチン接種は世界から見ても大幅に遅れています[7]が、これはワクチン接種後に確認された頭痛や疲労、低血圧、倦怠感などの様々な体調不良が、ワクチン接種によって起こると誤解されている[注5]ことが主な原因です。これも、実際にはHPVワクチン接種をした人としていない人とで、こうした体調不良の発生頻度は変わらないこと[9,10]、つまりHPVワクチン接種とは無関係に、思春期の女性には一定の頻度で体調

不良が発生することが明らかになっています^{注6)}。なお新型コロナウイルス感染症の mRNA ワクチン接種後の体調不良に関しても、根拠なくワクチンが原因だと決めつけるセンセーショナルな報道が日本で増えてきており、放置すれば HPV ワクチンと同様の事態を招き、国民が大きな不利益を被ることになる、と警鐘が鳴らされています[11]。

こうした薬に"濡れ衣"を着せるような誤解は、有益な治療を選択肢から外してしまうだけでなく、特定の薬や治療法を悪者のように扱い、非科学的な民間療法に誘導する詐欺的ビジネスにつけ込まれる格好の標的になってしまいます。こうした被害を防ぐためには、副作用かどうかの評価をしっかりと行い、安易な決めつけをしないこと（→ Q23 ／ p.119）、薬剤師も積極的に正確な情報提供を行っていく^{注7)}ことが大切です。

【参考文献】

1) Pharmacoepidemiol Drug Saf. 2019; 28: 434-436. PMID: 30834626
2) 医薬品医療機器総合機構．緊急安全性情報：タミフル服用後の異常行動について．
3) タミフルカプセル 添付文書．
4) Cochrane Database Syst Rev. 2014; 2014: CD008965. PMID: 24718923
5) 厚生労働省．インフルエンザの患者さん・ご家族・周囲の方々へ．
6) Dermatology. 2014; 229: 174-182. PMID: 25227244
7) Lancet Public Health. 2020; 5: e223-e234. PMID: 32057317
8) JMIR Public Health Surveill. 2017; 3: e97. PMID: 29258972
9) Papillomavirus Res. 2018; 5: 96-103. PMID: 29481964
10) BMJ. 2020; 370: m2930. PMID: 32878745
11) JMA J. 2023; 6: 513-514. PMID: 37941685
12) Lancet. 2018; 391: 2103. PMID: 29856339

注6) 死者が 10,000 人発生するということは、その何倍も「辛うじて命は助かったが……」という人も発生することになります。こうした悲惨な未来を回避するため、2022 年 4 月から日本でも HPV ワクチン接種勧奨が再開され、勧奨が中止されていた期間に接種機会を逃してしまった女性を対象にした「キャッチアップ接種」も始まっています。なお、HPV ワクチン接種が推奨されていることは、第 109 回薬剤師国家試験の問 17 でも出題されています。

注7) 日本と同様に HPV ワクチン接種率が低下したアイルランドでは、SNS を活用したキャンペーンを行い、接種率は大幅に回復しています[12]。

＼ 説明を組み立てよう ／

> 「オセルタミビル」を飲むと異常行動を起こすと聞いたので、飲ませたくない

↓

ご不安を教えていただきありがとうございます。インフルエンザだけでも大変なのに不安になりますよね。ちなみに、そのお話はどこでお聞きになりましたか？

↓

なるほど、お子さんの薬について色々と調べておられるのですね。
少し誤解されているところがあるので、説明させていただいても良いでしょうか。

↓

☞ **オセルタミビルと異常行動の関係について説明**
・異常行動は、インフルエンザそのものが原因で起こります。
・薬を飲んでも、薬を飲まなくても、異常行動を起こすリスクは同じで変わりません。

↓

それなら薬を使っても良さそう^{注10)}
そうですね、薬を使うとインフルエンザの症状も少しだけ（24時間ほど）早く楽になるので、良い選択になると思います。

それでもやっぱり薬は使いたくない　※ハイリスクではない子ども
この薬は、インフルエンザの症状を24時間ほど早く楽にしてくれますが、飲まないとインフルエンザは治らないというわけでもないので、"使わずに治す"というのも選択としてアリだと思います。
☞ 医師に事情を説明して、薬の削除を提案。

それでもやっぱり薬は使いたくない　※ハイリスクな子ども^{注11)}
○○さんの場合、インフルエンザが重症化しやすい□□というリスクを抱えておられます。インフルエンザが重症化して生命に関わるような事態に陥ってしまう確率を低く抑えるためにも、この薬は使ってもらうのが良い、と薬剤師としては思いますが、難しそうですか？

↓

たとえば、「オセルタミビル」以外の、別の薬だと印象はいかがでしょうか？
☞ 「ザナミビル（吸入）」、「ラニナミビル（吸入）」、「バロキサビル（内服）」への変更も選択肢に。

↓

薬を使っていても使わなくても、異常行動は起こす可能性があります。特に熱を出して最初の2日間はそのリスクが高いので、より注意深く見てあげてください。
☞ 表26-1の具体的な対策をアドバイス。

注8）いきなり「薬との因果関係はない」と説明したくなりますが、まずは患者さんが抱えている不安や疑問を"吐き出させる"ことで、患者さんの不安に寄り添う態度を示し、その後の自分の説明を聞き入れてくれる土壌作りを行います。

注9）情報源はどこであろうと、「子どもの薬を調べていること」はしっかりと肯定した上で、薬剤師として情報提供をする、という姿勢が大切です。

注10）「有症状期間を24時間ほど短縮する」という効果⁴⁾は、個人レベルで見れば悪くないものでもあります。

注11）リスクを抱えている場合、抗ウイルス薬の意義は少し変わってきます（→Q25／p.133）。安易に削除すべきでないケースもあるため、「薬を使うことのメリット」もしっかり伝える必要があります。

注12）イメージの問題である場合、「タミフル（オセルタミビル）」以外の薬には抵抗感が少ないこともあります。

注13）親御さんが心配している「異常行動」に対して、具体的な対策をアドバイスするのを忘れてはいけません。

Q.27 風邪をひいたのに、抗生物質を処方してもらえないのはなぜ？

薬剤師の説明で防ごう
- 抗菌薬を使わないという選択が、不親切によるものだと誤解されてしまうこと
- 希望すれば抗菌薬を気軽に処方してくれる病院が "良い病院" と思わせてしまうこと

👍 押さえておきたいポイント
- 基本的に、風邪の治療に抗菌薬を使うメリットは非常に乏しい
- 昔は「肺炎になるのを防ぐ」という目的で、風邪にも抗菌薬がよく使われていた
- 風邪は抗菌薬で治る、抗菌薬を処方してくれる "やさしい医師" が良い、と考えている人は多い

説明を始める前に

まずは、この質問が出てくる背景や事情を考えよう

多くの場合、風邪の治療に抗菌薬は必要ありません。しかし、風邪が抗菌薬で治ると誤解していたり、以前に風邪（と思う症状）で受診した際に抗菌薬を処方された経験があったりすると、「なぜ今回は処方されていないの？」と自分の認識とのズレや一貫性のなさに疑問を感じてしまうことになります。場合によっては、"効果的な薬を処方してくれない不親切な医師だ" と勘違いしてしまい、希望通りに抗菌薬を処方してくれる "やさしい医師"[注1] を探して病院を転々とする……、といった行動にも繋がりかねません。

注1) この "やさしさ" も、「寄り添った風の加害」（→ Q10 ／ p.50）のよくある一例と思います。こうした医師のファンになってしまうと、他のことでも「寄り添った風の加害」をされてしまう恐れがあるため、注意が必要です。

考えるポイント

① 風邪に対する抗菌薬の効果は？

基本的に風邪は大半がウイルス性の感染症のため、細菌を退治する抗菌薬を使っても症状が軽くなったり早く治ったりといった効果は期待できません[1]。この意味で「効かない」というのは間違いではありません。しかし、全くの無意味かというと、そういうわけでもありません。風邪をこじ

らせて細菌性の合併症（例：肺炎）を起こしてしまう、というリスクを減らす効果はゼロではないからです。実際に、昔はこれを目的によく抗菌薬が使われていました。

　しかし、この細菌合併症の予防効果は、4,000〜12,000人の患者に抗菌薬を使って、ようやく1人の重症肺炎や合併症を防ぐことができる……というくらい小さなもの[2,3]だ、ということが最近の研究でわかってきました。抗菌薬の有無に関わらず風邪から細菌合併症を起こすのは非常に稀である[注2][4]こと、さらに抗菌薬には下痢やアレルギーなどの副作用[5]があること、むやみな使用は耐性菌のリスクに繋がることなども踏まえると、この小さなメリットよりも圧倒的にデメリットの方が大きい、ということになります。そのため、最近では"風邪の治療に抗菌薬は使わない"のが基本になっています（図27-1）。

注2）この研究では、風邪1万件あたりの細菌合併症は抗菌薬の有無に関わらず1.3〜1.5件未満で、抗菌薬治療のメリットは示されませんでした。

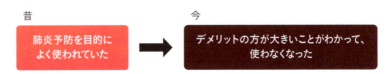

※昔から"無意味"なものを使っていたわけではない

図27-1　風邪に対する抗菌薬の意義の移り変わり

全ての人の風邪に、抗菌薬は不要か？

　では、風邪様の症状がある全ての人にとって抗菌薬は全くの不要か、というと、そうとも限りません。たとえば気管支炎を対象にした場合、65歳未満では96〜119人に、65歳以上では39人に抗菌薬を投与すれば1人の細菌合併症を防ぐことができる、とされています[3]。これは、必ずしも"有益性に乏しい"とは言い切れない数字です（図27-2）。

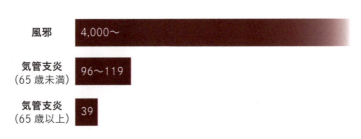

図27-2　1人の細菌合併症を防ぐために、何人に抗菌薬を投与する必要があるか

厳密に言うと気管支炎は下気道の疾患になるため、上気道感染症である風邪とは別です。しかし、多くの人は「熱」、「鼻水」、「咳」、「喉の痛み」といった症状があるとそれを「風邪だ」と自己判断します（図27-3）。そのため、この"風邪を自称するもの"の中にはこうした"抗菌薬治療が選択肢になるもの"も多く紛れ込んでいる可能性があります。丁寧な説明をしないと、「風邪で病院を受診すると、"きちんと飲め"と抗菌薬を処方されたり、あるいは"風邪には不要だ"と抗菌薬を処方してもらえなかったり、なんだか対応が一貫しない」といった不信感の原因になるため、注意が必要です。

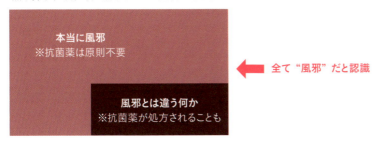

図 27-3　"風邪"の鑑別は意外と難しい[注3]

注3）そもそも「風邪」というのは、何事もなく綺麗に完治して初めて言える"結果論"としての評価のため、病中に「風邪である」ことを確定させることは困難です。そのため、「"ただの風邪"として完治しそうな感染症」の場合に「風邪だろう」と暫定的に判断されることになります。

② それでも抗菌薬が処方される理由は？

　2016年に国が薬剤耐性（AMR）対策アクションプランを策定して以降、薬局における抗菌薬の使用量は確実に減少してきています[6]。しかし一方で、2017年の調査では、8割の人が抗菌薬で風邪やインフルエンザといったウイルス性感染症を治療できると思っている、さらに3割の人が風邪のときに抗菌薬を処方してくれる医師を好む、という結果が得られている[注4)7]など、その理解はまだ十分とは言えません。そのため薬局でも、風邪で病院を受診した患者さんから「今日は抗菌薬をほしかったのだけど……」と相談される機会は少なくないはずです。

　そんなとき、安直にその要望を聞き入れて、疑義照会で医師に処方追加のお願いをするのが"やさしい薬剤師"というわけではありません。医師も「患者が抗菌薬を希望している」と聞くと、本来は必要性の低い抗菌薬でも処方せざるを得なくなってしまう[8]ことがあるからです。こうした風邪への抗菌薬処方は、確かに表面上の患者満足度を高める可能性はあります[9]が、個人レベルでも公衆衛生の観点からも、望ましいものではありません。薬剤師からも、抗菌薬の適正使用についての情報提供[10]を行うようにしましょう。

注4）この研究では、9人に1人が「抗菌薬の飲み残しを保管している」、4人に1人が「抗菌薬の服用量を自分で調節している」と回答しています。

【参考文献】

1) Cochrane Database Syst Rev. 2017; 9: CD004417. PMID: 28881007
2) Ann Fam Med. 2013; 11: 165-172. PMID: 23508604
3) BMJ. 2007; 335: 982. PMID: 17947744
4) BMJ Open. 2017; 7: e016221. PMID: 29146635
5) Cochrane Database Syst Rev. 2013; 2013: CD000247. PMID: 23733381
6) 薬局薬学. 2020; 12: 74-83.
7) PLoS One. 2018; 13: e0207017. PMID: 30395640
8) Ir J Med Sci. 2018; 187: 969-986. PMID: 29532292
9) JAMA Intern Med. 2018; 178: 1558-1560. PMID: 30285050
10) Int J Pharm Pract. 2015; 23: 158-160. PMID: 25040636

＼ 説明を組み立てよう ／

風邪をひいたのに、抗菌薬を処方してもらえないのはなぜ？

今日は風邪で受診されたんですね、今どんな症状で困っておられますか？
……、なるほど、たとえばその発熱や喉の痛み、くしゃみ・鼻水、咳といった症状を和らげる薬は処方されていますね。

ちなみに抗菌薬は細菌を退治する薬なので、風邪のウイルスは退治できません。なので、風邪のときに抗菌薬を使っても、症状が軽くなったり、風邪が早く治ったり……、といったことはないので、基本的に使わなくても大丈夫です。

以前は風邪のときによく抗菌薬をもらっていたけど？
確かに以前は、たとえば風邪をこじらせて肺炎になってしまうのを予防する目的でよく使われていました。でも、それは何千人もの人に薬を使ってようやく1人の肺炎を防げるくらいの効果で、むしろ副作用だったり、薬が効かない耐性菌ができてしまったりというデメリットの方が大きい、ということが色々な研究で明らかになってきたので、最近は"風邪のときには抗菌薬を使わない"のが基本になっています。

前回風邪で受診した時は抗菌薬を処方されたんだけど？
同じ"風邪のような症状"であっても、風邪とは違う細菌の感染症だったり、あるいは気管支炎を起こしていたりする場合には、抗菌薬を使うメリットがあるので処方されることがあります。なので、前回と今回とでは、ちょっと診断が違うのかなと思います。

ですので、風邪だと診断された上で抗菌薬が処方されていないというのは、必要のない薬を処方して安易に評判を得ようとしない、先生が〇〇さんのことをきちんと考えた上での判断なので、安心してもらって大丈夫です。

注5）まずは「ほしかった薬がない！」という感情に寄り添う発言をすると〇（受容と共感）。その上で、患者さんの風邪の症状＝"困った"を解決するための薬は処方されていることを説明して、「抗菌薬の処方がなくても大丈夫」という話を受け入れやすくする準備を整えましょう。

注6）「風邪に抗菌薬は無意味」と不用意に説明すると、「昔は意味のない薬を使っていたのか？」という余計な不信感を生むことになりますので、注意が必要です。

Q.28 一番効く風邪薬をください

薬剤師の説明で防ごう
- ☑ 「風邪の治療には風邪薬が"必須"だ」と勘違いされること
- ☑ 安全性を重視するあまり、対症療法の薬すら使わず窮屈な療養をさせてしまうこと

👍 押さえておきたいポイント
- ☑ 風邪薬（総合感冒薬）は、風邪の諸症状を和らげるための薬であって、根本的治療のための薬ではない
- ☑ 風邪薬には、その有益性に関して科学的根拠が乏しい成分もよく配合されている
- ☑ 風邪の諸症状に対して、効果的な薬や対処法がないわけではない

説明を始める前に
まずは、この質問が出てくる背景や事情を考えよう

　風邪は、基本的に生命に関わるようなものではありませんが、鼻水・鼻づまり、喉の痛み、咳、発熱、頭痛といった不快な症状が現れるため、これらの症状が療養に支障を来たすことがあります。そこで、風邪薬を使った対症療法を行うことがありますが、ここで注意したいのは、日本人は「風邪薬」というアイテムに対して色々と過大評価していることが多い、という点です。風邪薬を求める患者さんに、言われるがまま風邪薬を販売するのではなく、その患者さんが真に求めているのは何か、達成すべきゴールは何か、を意識して対応することが大切です。

考えるポイント
① 風邪薬（総合感冒薬）の目的と限界

　テレビコマーシャルなどの影響^{注1)}によって、日本人には、風邪薬を飲まないと風邪が治らない、風邪薬が風邪の根本的な治療になる、と考えている人が多いとされています¹⁾。しかし、風邪薬とは風邪の原因となるウイルスを退治する抗ウイルス薬ではなく、風邪の諸症状を和らげることを

注1) コロナ禍以前は、「風邪薬を飲めば、たちまち元気になって仕事に行ける」ようなストーリーの宣伝が非常にたくさん流れていました。

期待して、解熱鎮痛薬・抗ヒスタミン薬[注2]・血管収縮薬・鎮咳薬・去痰薬・気管支拡張薬・生薬・ビタミン類・カフェイン……、といった薬をひとまとめに配合した商品のことを指します。そのため、風邪の根本的な治療になるわけではなく、あくまで対症療法にしかなりません。

また、風邪薬に含まれる薬は、確かに風邪の諸症状に対して効果を期待できるものもありますが、総じてそこまで効果は大きくなく、中には有効性の根拠がかなり不確かなものも含まれます（表28-1／p.150）。つまり、風邪の対症療法を行うにしても、必要性はそこまで高くはありません。

一方、こんなに多種多様な薬をいっぺんに使えば、それだけ様々な副作用リスクも負うことになります。実際、市販薬で起きた重篤な副作用の1/3は風邪薬が原因とされている[2]など、風邪薬は決して"副作用の少ない薬"ではありません。風邪薬を、副作用のない安全な薬だと勘違いしている日本人は多い[1]ようですが、これ1つで色々な症状に対応できるという便利さの代償として、相応のリスクを負わなければならないという点は、しっかり理解した上で使ってもらう必要があります。

注2）風邪薬に配合されている抗ヒスタミン薬は、いずれも古い「鎮静性」の薬です。これは、風邪の鼻症状に対して効果を発揮するのは抗ヒスタミン作用ではなく抗コリン作用であることが関係しています。

② 「一番効く風邪薬」の定義は難しいが、「一番合った風邪薬」であれば探しやすい

いわゆる"風邪薬"としては200種以上の商品が販売されていますが、基本的にどれも核となる有効成分は同じで、その組み合わせ方にしか違いはありません。つまり、どれも"似たり寄ったり"で、「一番効く風邪薬」を定義するのは困難です。しかし、患者さんの言う「一番効く薬」とは、"一般的に最も効果・作用が強力な薬"というよりも、"今の自分に最も合った薬"という意味であることがほとんどです（図28-1）。

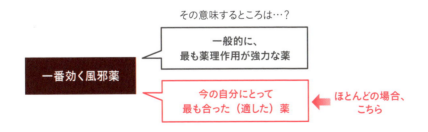

図28-1 「一番効く風邪薬」が意味するもの

……であれば、たとえばその人にとってリスクの高い成分（表28-2）や、不必要な薬を使わなくても済むような選び方をした商品を"一番効く風邪薬"として提示することも、なんら間違いではありません[注3]。あるいは、リスクのある成分を避けられない、妊娠・授乳などの事情で安易な多剤併

注3）実際に、近年は「配合成分が少ない」、「リスクのある成分を含まない」ことを強みとしたOTC医薬品が多く登場しています（例：眠りを妨げる成分の少ない「ベンザブロックYASUMO」、子どもや女性・高齢者にとってハイリスクな成分を取り除いた「ストナファミリー」、眠くなる成分を取り除いた「バファリンプレミアムDX」など）。

用を避けたい場合には、風邪薬ではなく解熱鎮痛薬や鎮咳薬、去痰薬、抗ヒスタミン薬などの単剤製剤（表28-3）から必要なものだけを選び、"わざわざあなたのために薬剤師が個別に選抜した商品"だ、と演出するのも良い提案になるはずです。

表28-1 風邪薬に配合されている各種の薬と、その科学的根拠

解熱鎮痛薬	発熱や喉の痛み、頭痛や筋肉痛などを和らげる効果は確認されているが、熱を下げても[注4]風邪が早く治るわけではない[3]
抗ヒスタミン薬	1〜2日程度に限り、くしゃみ・鼻水の症状を和らげる効果が確認されているが、その効果はプラセボと比べて7%の差しかなく、鼻づまりにもほとんど効果がない[4]
血管収縮薬	鼻づまりの症状を和らげる効果が確認されているが、その効果のボリュームは3段階評価で最も小さい「small」に分類されている[5]
鎮咳薬	中枢性鎮咳薬は、風邪などの急性の咳に対してプラセボとほとんど変わらない効果しか得られないことが確認されている[6]。一部、デキストロメトルファンはプラセボよりも有効とする報告もあるが、ハチミツ[注5]と同等かやや劣る可能性がある[7]
去痰薬	カルボシステイン[8]、アンブロキソール[9]、ブロムヘキシン[10]は、プラセボよりも咳や咽頭痛をやや軽減する効果が確認されているが、グアイフェネシンの効果は乏しい[11]
気管支拡張薬	風邪などの急性の咳に対し、ほとんど効果はないことが確認されている[6]。また、気管支拡張薬が必要な"息苦しさ[注6]"を感じる場合は、風邪ではなく喘息や肺炎を疑う必要があるため、風邪薬を使っている場合ではない
生薬	漢方薬は風邪の諸症状に効果的な可能性はあるが、生薬を単独〜少数で使うことがどこまで有益かはわからない
ビタミン	たとえばビタミンCは、普段から摂取しておくことは有益だが、風邪をひいてから服用しても特に目立った効果はないとされている[12]
カフェイン	風邪で低下しているパフォーマンスを少し改善する[13]が、眠りを妨げる作用がある→P.107

注4）基本的に、解熱鎮痛薬は体温を平熱に戻すのではなく、高熱によるつらさを解消する目的で使うものです（→Q29／p.154）。

注5）ハチミツの鎮咳効果は鎮咳薬を上回る、とする報告は複数ありますが、「乳児ボツリヌス症」のリスクがあるため1歳未満には禁忌です。

注6）「息苦しさ」は、"下気道"にまでウイルス侵攻が進んで気管支炎や肺炎を起こし始めている可能性を示す症状です（インフルエンザや新型コロナウイルス感染症でも重症化の徴候の1つ）。

表 28-2　風邪薬に含まれる各薬が、特にハイリスクになると考えられる患者背景の例

リスク要因	避けるべき風邪薬の成分	理由
妊娠・授乳中	風邪薬全般	安全性が不確かな薬を多剤併用することになる
高齢者	抗ヒスタミン薬	前立腺肥大、緑内障の顕在化
	コデイン	呼吸抑制、便秘
	NSAIDs	胃・腎臓への負担
小児	抗ヒスタミン薬	熱性けいれんの悪化
	コデイン	呼吸抑制（※12歳未満は禁忌）
	血管収縮薬、気管支拡張薬	副作用リスクが高い
ピリンアレルギー	イソプロピルアンチピリン	アレルギー
アスピリン喘息[注7]（解熱鎮痛薬で鼻づまりになる）	NSAIDs全般	アレルギー
胃が弱い、腎機能が衰えている		消化性潰瘍、急性腎障害
インフルエンザの可能性がある	アスピリン、エテンザミド	ライ症候群／インフルエンザ脳症
前立腺肥大による排尿障害	抗ヒスタミン薬、ヨウ化イソプロパミド（抗コリン薬）	症状悪化・急性発作
shaffer分類でGrade0～2の閉塞・狭隅角緑内障		
循環器疾患（高血圧・不整脈・心不全など）	血管収縮薬、気管支拡張薬	コントロール悪化
甲状腺疾患		
湿った咳をしている	コデイン	痰の粘度上昇
不眠に悩んでいる	血管収縮薬、気管支拡張薬、カフェイン	症状悪化
スポーツ選手	血管収縮薬、気管支拡張薬、生薬全般	ドーピング違反

表 28-3　風邪薬に配合されている成分と、同じ成分の単剤製剤の例

OTC医薬品	有効成分	医療用医薬品
カロナールA、タイレノールA、バファリンCⅡ	アセトアミノフェン	カロナール
イブ、リングルアイビー錠α200	イブプロフェン	ブルフェン
ロキソニンS	ロキソプロフェン	ロキソニン
メジコンせき止め錠Pro	デキストロメトルファン	メジコン
ムコダイン去たん錠Pro500	カルボシステイン	ムコダイン
新コンタック600プラス	クロルフェニラミン	ポララミン
	プソイドエフェドリン	（ディレグラに配合）

注7）アスピリン喘息では、7％程度の人がアセトアミノフェンにも反応し、用量依存的にそのリスクは増すことがわかっています[14]。

【参考文献】

1) 社会薬学. 2015; 34: 7-19.
2) 厚生労働省. 医薬品・医療機器等安全性情報 No.293.
3) Cochrane Database Syst Rev. 2015; 2015: CD006362. PMID: 26387658
4) Cochrane Database Syst Rev. 2015; (11): CD009345. PMID: 27285091
5) Cochrane Database Syst Rev. 2016; 10: CD009612. PMID: 27748955
6) Cochrane Database Syst Rev. 2014; (11): CD001831. PMID: 25420096
7) Cochrane Database Syst Rev. 2018; 4: CD007094. PMID: 29633783
8) Cochrane Database Syst Rev. 2013; (5): CD003124. PMID: 23728642
9) Cochrane Database Syst Rev. 2014; (3): CD006088. PMID: 24615334
10) Phytomedicine. 2015; 22: 1195-1200. PMID: 26598919
11) Cochrane Database Syst Rev. 2014; 2014: CD001831. PMID: 25420096
12) Cochrane Database Syst Rev. 2013; 2013: CD000980. PMID: 23440782
13) J Psychopharmacol. 1997; 11: 319-324. PMID: 9443519
14) BMJ. 2004; 328: 434. PMID: 14976098

説明を組み立てよう

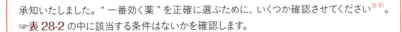
一番効く風邪薬をください

承知いたしました。"一番効く薬"を正確に選ぶために、いくつか確認させてください（注8）。
☞ 表28-2の中に該当する条件はないかを確認します。

> **該当するようなリスク要因がない**
> ちなみに、どんな症状に困っておられますか？

>> **鼻水、咳、喉の痛み、発熱など色々な症状に困っている**（注9）
>> たとえばこの商品は、今お伺いした症状すべてに効果のある"オススメ"の風邪薬です。
>> ☞ どの風邪薬を選んでも大きく外れることはなさそうなので、自分のオススメを提案。

>> **特定の症状にだけ困っている**（注10）
>> たとえばこの商品は、風邪薬ではないですが、今、お伺いした症状に"特化"した薬です。
>> ☞ 風邪薬ではなく、表28-3のような単剤製剤から提案。

> **該当するリスク要因がある**
> 風邪薬を使うのはちょっとリスクなので、安全に使える"一番合った薬"をご提案できればと思います。
> 今は、どんな症状に困っておられますか？（注11）

>> **リスク回避を優先した商品選び**
>> たとえば、この商品であれば、〇〇の方でも安全に使っていただくことができます。
>> ☞ リスクとなる成分を避け、必要な薬だけを表28-3のような単剤製剤から提案。

「風邪」ではない疾患を見逃さない（注12）
- ☑ 鼻の症状がなく、咳や喉の痛みだけが突出している。
- ☑ "息苦しさ"の症状がある。
- ☑ 1日中痰が出る、筋肉痛がある、寝汗がひどい。
- ☑ 高熱が続く、動けないほどの倦怠感があるなど、全身症状が強い。
- ☑ 急に発症した頭痛、顔に歪み・片腕に力が入らない・ろれつが回らないといった症状がある。

☞ 風邪の重症化、肺炎や脳卒中といった危険な疾患の可能性を疑い、すぐに病院受診を勧めます。

注8）風邪薬を求めている人は「今しんどい状態」なので、丁寧な共感よりも"すぐに本題に入る"ことの方が重要になることもあります。

注9）実際は似たり寄ったりの商品でも、「あなたの話を聞いた薬剤師がオススメする」という特別な価値を付加することができます。

注10）通常、パッケージに「風邪薬」と書いていない商品は風邪のときに購入されにくいですが、「薬剤師が個別にわざわざ選抜した」という演出ができれば、かえってこれが"特別感"に繋がります。

注11）患者さんが求める「一番」に応える商品であることを強調できれば、顧客満足にも繋がります。

注12）危険な疾患を見逃さないために、薬剤師でも活用できる評価基準として、以下のようなものがあります。
- 肺炎：Diehr
- A群溶連菌性咽頭炎：Centor Score
- 脳梗塞／脳出血：ACT-FAST
- くも膜下出血：Ottawa SAH rule

風邪の見分けや、各症状に適した薬の選び方の詳しい内容を勉強したい方は、筆者の別書籍『OTC医薬品の比較と使い分け（羊土社）』も参考にしてください。

Q.29 熱さましを使ったのに、子どもの熱が下がらない

薬剤師の説明で防ごう

- ☑ 熱さまし（解熱鎮痛薬）を使えば体温は「平熱」まで下がる、という勘違い
- ☑ 発熱そのものが身体に害があると勘違いし、必要以上に薬を使ってしまうこと

👍 押さえておきたいポイント

- ☑ 解熱鎮痛薬は、高熱がある際の体温を 1.0℃ほど下げ、そのつらさ・不快感を和らげる
- ☑ 発熱を有害なものと思い、熱さましを"使わなければならない薬"だと思っている親御さんは多い
- ☑ 「発熱」に気をとられていると、ほかの重要な症状を見落としてしまうことがある

説明を始める前に

まずは、この質問が出てくる背景や事情を考えよう

　子どもは風邪やインフルエンザなどでよく発熱しますが、それが高熱でつらそうにしていれば、親は不安に感じて当然です。特に、熱さましを使ったのに体温が一向に下がって来ない……、そんな状況では不安はますます大きくなることに無理はありません。こうした相談を受けた際、不安に寄り添ったような態度を示すだけでは、具体的に何も解決しません。薬の特性などを踏まえた、"薬剤師ならではの解決"を提供したいところです。

考えるポイント

① 解熱鎮痛薬は、体温をどのくらい下げる？

　風邪やインフルエンザに伴う発熱症状は、「アセトアミノフェン」や「イブプロフェン」といった解熱鎮痛薬で和らげることができますが、その際に下がる体温というのは 0.7〜1.5℃くらい[注1)2,3)] のものです。通常、解熱鎮痛薬を使うのは 38℃を超えるような熱が出ているときのため、薬を使っても 36℃付近の"平熱"にまで戻らない、ということはよくあります。
　では"平熱"に戻すことができない、この程度の解熱効果しか得られないのであれば、解熱鎮痛薬を使うメリットはないのかというと、そういう

注1）アセトアミノフェンは、内服薬と坐薬で効果の大きさ・速さに差はありません。そのため、投与後の動態が安定している内服薬が基本的に優先されます[1)]。

わけでもありません。そもそも、解熱鎮痛薬は「体温を正常化すること」ではなく、「高熱によるつらさを和らげること」を目的に使うものだからです。そのため、ほんの1℃でも熱が下がって身体が楽になれば、薬のメリットは十分に得られていることになります。なお、その解熱効果は3〜4時間ほど持続する[注2)3,4]ため、身体が楽になっている間に寝たり、食事をしたり、着替えたり……、といったことができれば、より有意義です。

発熱に対する恐怖感と、解熱鎮痛薬を「使わなければならない」という感情

　解熱鎮痛薬を使っても、風邪が早く治ることはありません[5]し、死亡リスクが軽減されることもありません[6]。そのため、"熱さまし"というのは熱があったら使わなければない、というものではなく、一般的な発熱においては、あくまで熱によるつらさ・不快感を和らげる対症療法に過ぎません。また、風邪などの際に起こる発熱そのものも、身体がウイルスとの戦いを有利に運ぶための防衛反応である面もあります。つまり、40℃を超えるような極端な高熱[7]でもない限り、発熱自体が特に人体に有害というわけでもありません。ところが、保護者は「発熱自体に害がある」、「発熱で脳に障害が起こる」、「37.8℃未満の発熱でも下げなければならない」といった誤解[8-10]をしているケースが非常に多いことが確認されています（図29-1）。

注2) 一方で、アセトアミノフェンやイブプロフェン投与から5時間ほど経過すると、体温は元に戻り始める、とされています[4]。一般的に、解熱鎮痛薬の服用間隔が4〜6時間程度とされているのも、この効果発現・持続時間が由来となっていると考えられます。

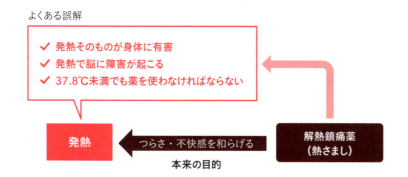

図29-1　解熱鎮痛薬（熱さまし）の目的と、発熱に対する誤解

　「アセトアミノフェン」や「イブプロフェン」[注3]といった解熱鎮痛薬は子どもにも比較的安全に使える薬で、発熱している子どもにとってもメリットのある薬のため、こうした親の不安解消も狙って使うことも確かに選択肢としてはアリです。しかし、「寝ている子どもを起こしてまで熱さましを使う」という親も多い[12,13]ことなど、親が抱いている様々な誤解や理解不足が、子どもの身体的・精神的な負担に繋がっている可能性も指摘されています[12]。薬剤師としては、解熱鎮痛薬は必要以上に使われる

注3) 小児においても、解熱効果は「アセトアミノフェン」より「イブプロフェン」の方が高い傾向にあります[11]。

リスクもあることを前提に適切な対応を考える必要があります。

「熱性けいれん」を防ぐ、という目的で使うことは合理的か？

解熱鎮痛薬が「"熱性けいれん[注4]"の予防になる」という明確な根拠はなく、ガイドラインでも「再発予防のための使用は推奨されない」と記載されています[14]。そのため、これを主目的に無理に薬を使う必要はありません。

しかし、解熱鎮痛薬は発熱によるつらさ・不快感を和らげたり、家族の不安を緩和したりといった面で有益であること、また38℃を目安に解熱鎮痛薬を使うことで再発リスクを減らすことができるかもしれない、という日本の報告もある[15]ことから、使用を控える必要もありません。適宜、状況に応じて選択肢にして考えて良いと思われます。

② 緊急受診を考えるべき"レッドフラッグ・サイン"は？

確かに"熱"そのものが致命的になることは基本的にありませんが、38℃を超える発熱や長引く高熱は、なんらかの危険な状態に伴って現れることもよくあります。そのため、こうした相談を受けた際に"熱"の話だけで終わってしまうのは、リスクのある対応になってしまいます。「発熱が続いている小児」では、どんな症状を見落としてはいけないのか、重要なポイントを押さえた上で、簡単な状態の聞き取りも行う必要があります（表29-1）。

表29-1　発熱している子どもの"レッドフラッグ・サイン"の例[16-18]

☑	呼吸が速い[注5]、呼吸困難がある
☑	肌や唇、爪の色が淡い・灰色・青みがかっている
☑	胸やお腹に痛みや圧迫感がある
☑	筋肉痛がひどい（歩けないほど）
☑	脱水状態（8時間以上トイレに行かない、泣いても涙が出ない）
☑	反応が鈍い、異常な眠気、ぼんやりしている
☑	抱っこを嫌がるほどのイライラ・機嫌の悪さ
☑	ひどい嘔吐、持続する吐き気[注6]
☑	発作を起こしている
☑	体温が40℃を超えている
☑	首を動かすと痛みが強くなる、首が固くなって動かない[注7]
☑	元々の持病の症状が悪化している
☑	物を飲み込めないほどの喉の痛み、唾液を垂れ流す[注8]
☑	一度良くなってきた後に、発熱や咳をぶり返してきた

特に"呼吸困難"はインフルエンザだけでなく、風邪や新型コロナウイルス感染症などでも重症化の重要な指標になりますが、子どもの場合はこ

注4）熱性けいれんは生後6ヶ月〜5歳児の2〜5%程度で起こりますが、その90%以上は、数分程度で治まり、障害が残ることもなく、成長とともに自然と起こさなくなってくる「単純型」です。
※①焦点発作＝身体の一部分に限局したけいれんを起こす、②15分以上持続する、③1回の発熱で24時間以内に複数回反復する、のいずれかに該当する場合は「複雑型」に分類されます。

注5）子どもは成人よりも呼吸が速く、小学生以下では30回/分、乳幼児では40〜50回/分くらいの呼吸数でも普通です（成人では12〜20回/分）。

注6）嘔吐は、インフルエンザ脳症でも現れやすい症状の1つです[19]。

注7）「髄膜炎」では、首を振ると痛みが強くなる、首が硬直して動きにくくなる、という症状が現れることがあります[20]。

注8）「急性喉頭蓋炎」は、急速に進行して気道閉塞を起こし、致命的にもなり得る危険な疾患です。"いつもと違う喉の痛み"には要注意です。

の症状をきちんと言葉にして表現できないこともあります。その場合は、周囲の大人が「どんな呼吸をしているのか」を観察することが重要になります（表29-2）。

表29-2 子どもの"呼吸困難"の症状の例

☑	走った後のように、肩で息をしている
☑	息を吸うときに、みぞおちがへこむ（陥没呼吸）
☑	両側の鼻の穴が広がる（鼻翼呼吸）
☑	横になると息苦しいため、起き上がって呼吸をしている（起坐呼吸）

【参考文献】

1) Hosp Pediatr. 2022; 12: e201-207.PMID: 35634881
2) J Pediatr (Rio J). 2010; 86: 228-232. PMID: 20436978
3) Clin Ther. 2005; 27: 993-1003. PMID: 16154478
4) Am J Dis Child. 1992; 146: 622-625. PMID: 1621668
5) Cochrane Database Syst Rev. 2015; 2015: CD006362. PMID: 6387658
6) BMJ. 2022; 378: e069620. PMID: 35820685
7) Intensive Care Med. 2010; 36: 272-280. PMID: 19841896
8) Pediatrics. 2001; 107: 1241-1246. PMID: 11389237
9) Pediatr Int. 2012; 54: 39-44. PMID: 21883684
10) BMJ Open. 2017; 7: e015684. PMID: 28694348
11) Am J Dis Child. 1992; 146: 622-625. PMID: 1621668
12) PLoS One. 2023; 18: e0290172. PMID: 37682910
13) J Korean Med Sci. 2013; 28: 1639-1644. PMID: 24265528
14) 日本小児神経学会．熱性けいれん診療ガイドライン2023．
15) Pediatrics. 2018; 142: e20181009. PMID: 30297499
16) CDC. Emergency Warning Signs of Flu Complications.
    https://www.cdc.gov/flu/symptoms/symptoms.htm#emergency
17) MSDマニュアル 小児の髄膜炎．
18) MSDマニュアル 喉頭蓋炎．
19) Clin Infect Dis. 2018; 66: 1831-1837. PMID: 29293894
20) J Gen Fam Med. 2019; 20: 193-198. PMID: 31516806
21) 国民生活センター．平成16年度業務実績報告書．

説明を組み立てよう

熱さましを使ったのに、子どもの熱が下がらない

↓

それは心配ですね。少しお子さまのご様子をお伺いしても良いでしょうか[注9]。

☞ **表29-1** や **表29-2** に該当する症状はないかを確認[注10]
熱はどのくらいでしょうか。水分や食事は摂れていますか？
ほかに、呼吸や顔色がおかしい、嘔吐が続いている、ぼんやりしているなど、何か症状はありますか？

→ **当てはまる症状がある**
熱のほかにも、「○○（該当する症状）」など気になる症状もありますので、病院へ連絡して医師にお伝えいただいた方が良いかと思います。
☞ **病院へ連絡する際、その「気になった症状」もきちんと伝えるように指導。**

→ **当てはまる症状はない**
今、お話をお伺いした限り、基本的に急を要するような状態ではないかな、と思います。ちなみに熱についてですが、「熱さまし」はいつ頃使われましたか？

→ **およそ4時間以上が経過している**
「熱さまし」の効き目は4～5時間ほどですので、今また熱でつらそうにしているのであれば、次の薬を使ってもらえたらと思います[注11]。

→ **まだ3時間も経過していない**
「熱さまし」は、体温を1℃くらい下げて身体を楽にしてくれるのですが、熱がまだ上がっていて効き目が見えなくなっているのかもしれません。まだ薬を追加で使うことはできないのですが、熱によるつらさは、タオルに包んだ保冷剤を首や脇、太ももの内側に当てることでも和らげることができます[注12]。

☞ **"発熱" に対して誤解している部分があれば、丁寧に説明して解消**
・40℃を超えるような高熱でない限り、発熱そのものが身体に有害なわけではありません（むしろ生体の防御反応）。
・「熱さまし」を使って下がる体温は1.0～1.5℃程度で、"平熱" に戻すような薬ではありません。
・熱を下げる目的は、熱によるつらさ・不快感を和らげるためです。

注9）いきなり解熱鎮痛薬の効果や発熱の意味についての説明を始めると、「不安を受け取ってもらえなかった」と感じさせてしまう原因になります。"レッドフラッグ・サイン" の確認も兼ねて、まずは症状を聞き取りながら寄り添う姿勢を示すのも手です。

注10）基本的に、子どもの場合は「食う・寝る・遊ぶ」の3つが概ねいつも通りできていれば「緊急性は低い」ことがほとんどです。レッドフラッグ・サインを1つずつ確認していくより、この3つを意識して聞き取りを行った方がわかりやすいかもしれません。

注11）「熱さまし」が不足した場合は、OTC医薬品を活用することもできます（例：小児用バファリンCⅡ、小児用バファリンチュアブル、ムヒのこども解熱鎮痛顆粒、こどもパブロン坐薬）。

注12）ドラッグストアなどで販売されている「冷感ジェルシート」に解熱作用はありません。乳幼児では、剥がれたシートによる窒息事故も報告されている[21]ため、使用は避けた方が無難です。

Q.30 週刊誌に、この薬は「飲んではいけない」と書いてあったので不安

薬剤師の説明で防ごう
- ☑ 根拠のない情報で不安を煽られ、必要な治療を敬遠してしまうこと
- ☑ 薬剤師に相談しても"あまり意味がなかった"と思われてしまうこと

👍 押さえておきたいポイント
- ☑ 患者さんを不安にさせる、根拠のない&極端な医療情報は定期的に出回る
- ☑ こうした極端な情報は、患者さんの"潜在的な不安や疑問"を顕在化させる
- ☑ この相談をされた時点で、「薬剤師が頼られている」ことを意識する

説明を始める前に

まずは、この質問が出てくる背景や事情を考えよう

　根拠のない情報や、極端な解釈で不安を煽るようなコンテンツは、週刊誌やテレビ番組、インターネット、SNSなど様々なところで日々たくさん出回っています。病気を抱えている人は、少なからず自分の健康状態や将来に不安や疑問・悩みを抱えているため、このような情報に触れた際にはネガティブな感情が大きく膨らんでしまうことになります。ここで重要なのは、"普段から全く気にしていない話題"であれば何も不安を煽られることはないため、その話題は患者さんにとって"潜在的に気になっていること"だ、という点です。

考えるポイント

① 週刊誌やテレビ番組が与える影響

　現代日本は、個人で様々な情報にアクセスできる時代です。週刊誌やテレビ番組だけでなく、動画コンテンツ[注1]やSNS[注2]などでも日々たくさんの情報が飛び交っていますが、中には薬物治療に対してネガティブな印象を与えるもの、不必要に不安を煽るようなものも多く含まれます。たとえば日本でも、新聞や週刊誌に掲載された医薬品に関する記事の多くは、

注1) YouTubeでは、深刻な危害を与え得るようなデマ情報は削除する等の対応を始めています（YouTube「医学的に誤った情報に関するポリシー」）。

注2) Twitter（現X）では、新型コロナウイルス感染症のワクチンに関するデマ情報が多く拡散されましたが、こうしたデマ情報につけられた「コミュニティノート」の97.5%は査読済みの学術論文や主要報道機関などの情報源を引用した正確な情報を提供しており、10億回の閲覧を得た、とされています[1]。

センセーショナルで耳目を集めやすい一方で、科学的根拠に乏しい、情報が定量化されておらず針小棒大に語られることが多い、メリット／デメリットの客観的な比較ができていない等、問題のある内容であることが報告されています[2,3]。

こうした恐怖・不安・嫌悪感・驚きといった感情を刺激する情報[注3]は、冷静で客観的な情報よりも広く拡散される[5]ため、その影響力は非常に大きく、患者さんの治療に対する姿勢や服薬状況にも多大な影響を与えます。実際、テレビでHMG-CoA還元酵素阻害薬（スタチン）に関するネガティブな内容の番組が放送されたことで、服薬中止とこれに関連した心筋梗塞や心血管死が発生した、といったことは世界各国で報告されている[6,7]など、その影響ははかり知れません。確かに、薬物治療にはリスクを伴うため、副作用に関して情報提供することは重要です。しかし、「リスクの程度」や「メリットとの比較」がなく、その情報を受け取った患者さんがどう感じ、次にどのような行動に出る可能性があるか、という点が考慮されていない無責任な情報の垂れ流しは、「ノセボ効果」を大幅に増やす[8,9]などその弊害が非常に大きなものとなります。

薬や治療というのは、それによって得られるメリットがデメリット・リスクを上回ると判断されたから用いられるもののため、「リスクがある」ことが使用を控える理由にはなり得ません。刃物や電気・火と同じように、リスクがあるから適切に扱うことが重要なものだ、という点は大原則として押さえておく必要があります。

② 不安を煽る情報は定期的に出回る、ということを逆手にとった対応を考える

以上のことを踏まえると、週刊誌などの不安を煽るような情報は"無視する"のが最適解になりますが、なかなかそういうわけにはいきません。そこで「こうした情報は定期的に出回る」ということを前提にした対処[注4]を考えておくことが重要になります。たとえば、こうした情報によって煽られるのは、潜在的に抱えていた不安や、未解決なまま持ち続けている疑問

注3）反ワクチン活動をするSNSアカウントは、非常に攻撃的な言葉を多用することもわかっています[4]。

注4）薬局薬剤師の58％が、メディアに起因した薬の相談を受けた経験があるものの、普段から対応の準備をしているのは35％にとどまる、とされています[10]。

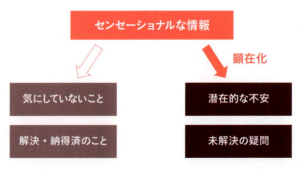

図30-1　センセーショナルな情報によって顕在化されるもの

に基づくことがほとんどです。関心がなく普段から特に気にしていないことや、既に解決・納得していることについては、あまり影響を受けないからです（図30-1）。

そのため、これを潜在的・未解決なままだった不安や疑問・悩みを解決するための良い機会にしてしまう、という方法があります。その際は、患者さんの不安や疑問を受け止めた上で、問題となる情報に触れて「どう感じた」のかを聞き取るとともに、センセーショナルな情報では欠けがち[注5]な以下のような点を冷静に確認していくことが大切です（表30-1）。

注5）こうした点も踏まえて話ができるというのは、我々薬剤師の最大の強みとも言えます。

表30-1 センセーショナルな情報でよく欠落している視点

科学的根拠	それは"どういった根拠"をもとにした主張か？　という視点 （例：細胞実験で示されただけのリスクを、まるでヒトで確認されたもののように扱う）
外的妥当性	それは"どのような人"の話か、目の前の患者さんにも当てはまるものか？　という視点 （例：高齢者で注意すべきリスクを、全年齢で危険性があるかのように扱う）
定量化	そのリスクは"どの程度"のものなのか？　という視点 （例：ごく稀にしか起こらない副作用を、ごく一般的に起こるもののように扱う）
比較	薬を使わないことを選択した際のリスクやデメリットは記載されているか？　という視点 （例：薬を使わなかった場合の、病気そのもののリスクをゼロであるかのように扱う）
利益相反	その主張をしている人が、医療を否定することでどんな利益を受けるか？　という視点 （例：高額な健康食品などの販売に誘導している）
見出し	記事のタイトルは、その内容を正確に表しているか？　という視点 （例：記事の内容とはかけ離れた、過度に不安を煽るようなタイトルになっている）
責任感	その情報を受け取った人が、次にどんな行動に出ることを期待しているか？　という視点 （例：自己判断による服薬中断を厭わない表現になっている）

なお、センセーショナルな情報に触れて不安を煽られた場合、そのまま誰に相談することもなく「薬を飲まない」という自己判断を下してしまう[注6]ことも少なくありません。その点、「薬剤師に相談する」という最終確認のステップを挟んでいるのは、自分が得た情報が薬学的にも妥当なものなのかどうかを確認する際に薬剤師を頼ってくれている、ということを意味します。薬剤師は、この信頼と期待にしっかりと応える必要があると思います。

注6）健康上の疑問をWeb上に求める人は、その正確性を専門家に確認することは少ないことがわかっています[11]。

"槍玉"に挙げられやすい薬は？

将来のトラブルを防ぐような"予防"のための薬は、"対症療法"の薬と違って現時点での困りごとを直接解決してくれるものではないため、その目的や効果に対する認識がぼやけてしまいがちです。たとえば、高血圧の薬の服薬アドヒアランスは二次予防では62〜76％、一次予防では42

注7）降圧薬の一次予防効果は、服薬アドヒアランス50％未満＜50〜80％＜80％以上で明確な差が生じることが確認されています[12]。

注8）得られるメリットが"将来"のものである場合、その価値は割引される（目先の利益の方が優先される）ことがわかっています[14]。これは、「将来のメリット」と「現在のリスク」を天秤にかけた場合に大きな影響を及ぼします。「体重を落とした方が良い」とわかっていても「ラーメンを食べてしまう」のと似たようなもの……かもしれません。

〜61％程度[注7]と、"何も困っていない段階で飲む薬"に対してはどうしても意識は低くなってしまう傾向にあります[13]。週刊誌などは、こうしたところを突くようなコンテンツで読者を煽ろうとするため、高血圧・糖尿病・脂質異常症の治療薬、抗凝固薬・抗血小板薬など、一次予防で用いられる薬の意義や必要性、リスク、副作用が起きたときの対処については、日頃から丁寧にケアしておく必要があります[注8]。

【参考文献】

1) JAMA. 2024: e244800. Online ahead of print. PMID: 38656757
2) 医薬品情報学. 2019; 21: 109-115.
3) 医薬品情報学. 2022; 24: 1-10.
4) Humanit Soc Sci Commun. 2022; 9: 229. PMID: 35811839
5) Science. 2018; 359: 1146-1151. PMID: 29590045
6) Eur Heart J. 2016; 37: 908-916. PMID: 26643266
7) Med J Aust. 2015; 202: 591-595. PMID: 26068693
8) Br J Clin Pharmacol. 2009; 67: 558-564. PMID: 19552751
9) Clin Psychol Eur. 2020; 2: e2623. PMID: 36397827
10) 医薬品情報学. 2022; 24: 75-87.
11) Int J Pharm Pract. 2019; 27: 88-95. PMID: 29732649
12) Hypertension. 2016; 67: 506-512. PMID: 26865198
13) Am J Med. 2012; 125: 882-887. PMID: 22748400
14) J Risk Uncertain. 2018; 56: 117-140. PMID: 31007384

＼ 説明を組み立てよう ／

週刊誌に、この薬は「飲んではいけない」と書いてあったので不安

↓

ご不安を共有していただきありがとうございます^{注9)}。
ちなみに、その記事にはどんなことが書いてありましたか？（読んでどう感じられましたか？）。

注9）患者さんは、「不安を相談する」という行為にも不安を感じているので、まずは「不安を共有してもらったこと」についてのレスポンスを添えると、より安心して中身の話に進めます。

具体的に解決すべき問題が聞き出せた場合
お話いただきありがとうございます。それは確かになんとかした方が良さそうですね^{注10)}。
☞ 減薬や薬の変更などが有益そうであれば、具体的な解決の方法を探ります。

注10）「たかが週刊誌の話」であっても、それが意外な問題解決のきっかけに繋がることがあるため、初手から無碍には扱わない方が良いです。

不必要に不安を煽られていた場合
なるほど、それで今の薬をこのまま使っていて良いのかどうか不安になった、ということですね。

↓

まず、この薬に□□という副作用を起こすリスクがあるのは事実です^{注11)}。
そのため、確かに病気ではない人はこの薬を飲まない方が良いです。

注11）「部分的事実」が示されている場合、事実の部分はしっかりと認めた方が誠実です。

↓

ただ、○○さんにとっては、この薬で★★を防ぐというメリットがその副作用のリスクを上回るので、薬を使った方が良い、ということになります。薬をやめると、確かに副作用の□□は避けられますが、その反面★★を起こすリスクが高くなってしまうので、オススメはできません。
また、この□□という副作用が起こる確率は＿＿％程度と稀で、きちんと気づいて対処できれば怖いものでもありませんので、改めて注意してもらいたいポイントをご説明しますね。
☞ 副作用に対する具体的な注意・対処法を改めて説明します。

↓

……ということなのですが、今の説明はいかがでしょうか？^{注12)}

注12）ひと通り説明をした後は、「開いた質問」で一度相手の状況確認をするのがオススメです。

理解・納得を得られた場合
お話する機会をいただけて良かったです。また何か不安なこと、疑問に思うことがあればいつでもお声掛けください。

まだ理解・納得を得られていなさそうな場合
☞ 表30-1の視点などから、まだ説明不足なところがないか探ります。
☞ 具体的に解決すべき問題が潜んでいないかも慎重に考えます。

索引

和文

あ行

アイスクリーム	48
アセトアミノフェン	94, 154
アゼルニジピン	63
アトピー性皮膚炎	84, 115
アムロジピン	63
アモキシシリン	45
アルコール	78
安全	96
イエローレター	139
異常行動	138
一時的な幸福感	80
一次予防	14, 162
一番効く薬	149
イブプロフェン	154
医薬品副作用被害救済制度	31
飲酒	77
インスリングラルギン	89
インスリン製剤	87
インフルエンザ	128, 133, 138
エスゾピクロン	104, 110
炎症後色素沈着	140
オーソライズド・ジェネリック	20
お薬手帳	36
オセルタミビル	134, 138
お風呂上がり	84
温度管理	91

か行

加圧噴霧式定量吸入器	24
風邪	49, 143, 148, 155
風邪薬	148
カフェイン	107
花粉症	2
ガルカネズマブ	57
柑橘類	64
気管支拡張薬	51
急性中耳炎	44
吸入指導	27
吸入薬	22
起立性低血圧	121
禁忌	99
緊急安全性情報	139
銀翹散	134
緊張型頭痛	56
筋肉痛	16
薬の強弱	7
クモ膜下出血	58
クラバモックス小児用ドライシロップ	45
グレープフルーツジュース	62
経過観察	45
解熱鎮痛薬	154
健康食品	72
抗ウイルス薬	133
効果	8
抗菌薬	44, 143
光線過敏症	32

抗てんかん薬	17
後発医薬品	17
抗ヒスタミン薬	2
呼吸困難	157
コデイン	52
コミュニティノート	159
混合	117

さ行

罪悪感	103
サプリメント	75
残薬調整	36
ジェネリック医薬品	17
次回来局時	21
脂質異常症	12
室温	87
湿布薬	31
自動車運転	3
シムビコート	27
ジュース	48
週刊誌	159
重症化	130
処方変更	11
心筋梗塞	14
寝室	106
随伴症状	121
睡眠薬	104, 109
スタチン	13
ステロイド	115, 140
ステロイドの点鼻薬	4
生物学的同等性	18
正論	30
節度ある飲酒	79
セフジトレン	45
セフポドキシム	45
ゼロリスク	96
前後即因果の誤謬	140

喘息	23
前庭神経炎	121
先天異常	95
総合感冒薬	148
相互作用	39
ソフトミスト定量吸入器	24

た行

体温	154
第3世代セフェム系	45
耐性菌	45, 144
タクロリムス	64
チペピジン	51
昼食後	67
調剤	35
鎮咳薬	49
ツロブテロール	51
つわり	99
低カルニチン血症	46
デキストロメトルファン	50
デスロラタジン	3
テビペネム	45
テレビ番組	159
添加物	18
電子書籍	106
豆腐	41
塗布順序	116
ドライパウダー定量吸入器	24
トリプタン系薬	54
トレーシングレポート	11, 69
ドンペリドン	99

な行

納豆	39
ナラトリプタン	56
二次予防	14

乳アレルギー	26	ヘパリン類似物質	83
乳酸アシドーシス	77	返金	35
乳糖	26	片頭痛	54
妊娠	31, 94, 99	保健機能食品	73
妊娠悪阻	101	保湿剤	83, 115
熱性けいれん	156		
眠気	2		

ま行

毎食後	67
麻黄湯	134
摩擦性黒皮症	140
慢性閉塞性肺疾患	23
味噌	41
メトクロプラミド	100
メトホルミン	77
メニエール病	121
めまい	119

ノイラミニダーゼ阻害薬	134
脳梗塞	58
ノセボ効果	160
ノボラピッド30ミックス	89

は行

肺内薬物到達量	24
白色ワセリン	83
箔のついたプラセボ	52
ハチミツ	51
パッシブスキル	129
発熱	154
バロキサビル	135
半減期	41, 55, 56, 105
ビタミンK	40
ピボキシル基	46
ヒューマリンN	89
標準治療の否定	76
開いた質問	163
ビラスチン	3
フェキソフェナジン	3
副作用	8, 74, 119
服薬アドヒアランス	15, 19, 23, 36
二日酔い	79
部分的事実	163
プラセボ効果	7, 74, 105, 111
フラノクマリン	62
プロキセチル基	45
プロプラノロール	57
ペニシリンアレルギー	123

や行

薬疹	121
薬物乱用頭痛	54
有害事象	119
予防接種健康被害救済制度	31
寄り添った風の加害	50, 135, 143

ら行

ラスミジタン	55
リマインダー	24
流産	95
良性発作性頭位めまい症	121
療養の給付	35
緑黄色野菜	40
冷蔵庫保管	90
冷房	106
レンボレキサント	110
ロラタジン	3

わ行

ワクチン	128
ワルファリン	39

欧文・数字

β2刺激薬	51
AWaRe分類	46
Ca拮抗薬	63
CYP3A4	62
DOAC	41
effectiveness	111
efficacy	111
Google	101
H2ブロッカー	3
HMG-CoA還元酵素阻害薬	13
HPVワクチン	123, 140
mRNAワクチン	141
NSAIDS	56, 94
OATP	65
OTC医薬品	33, 96, 149, 158
SNS	159
tmax	55
YouTube	159
1FTU	85
48時間以内	135

著者プロフィール

児島 悠史（こじま ゆうし）

薬剤師 / 薬学修士 / 日本薬剤師会 JPALS CL6 認定薬剤師
2011年に京都薬科大学大学院を修了後、薬局薬剤師として活動。「誤解や偏見から生まれる悲劇を、正しい情報提供と教育によって防ぎたい」という理念のもと、ブログ「お薬 Q&A ～ Fizz Drug Information（https://www.fizz-di.jp/）」や Twitter（現 X）「@Fizz_DI」を使って科学的根拠に基づいた医療情報の発信・共有を行うとともに、大学や学会・薬剤師会等での講義や薬剤師向けコンテンツの執筆、メディア監修などにも携わる。主な著書は『医学論文の活かし方（金芳堂 /2020年）』、『薬局ですぐに役立つ薬の比較と使い分け 100（羊土社 /2017年）』。
※開示すべき利益相反（COI）関係にある製薬企業はありません。

服薬指導がちょっとだけ上手になる本
薬の知識の使い方、話の進め方

2024年 9月9日　第1版第1刷 ©
2024年11月1日　第1版第2刷

著　者	児島悠史　KOJIMA, Yushi	
発行者	宇山閑文	
発行所	株式会社金芳堂	
	〒606-8425 京都市左京区鹿ヶ谷西寺ノ前町34番地	
	振替　01030-1-15605	
	電話　075-751-1111（代）	
	https://www.kinpodo-pub.co.jp/	
編　集	金子あゆみ	
組見本	株式会社TOMBO	
組　版	očyk design	
装　丁	HON DESIGN	
印刷・製本	モリモト印刷株式会社	

落丁・乱丁本は直接小社へお送りください．お取替え致します．

Printed in Japan
ISBN978-4-7653-2007-8

JCOPY ＜(社)出版者著作権管理機構　委託出版物＞

本書の無断複写は著作権法上での例外を除き禁じられています．複写される場合は，そのつど事前に，(社)出版者著作権管理機構（電話03-5244-5088, FAX 03-5244-5089, e-mail：info@jcopy.or.jp）の許諾を得てください．

●本書のコピー，スキャン，デジタル化等の無断複製は著作権法上での例外を除き禁じられています．本書を代行業者等の第三者に依頼してスキャンやデジタル化することは，たとえ個人や家庭内の利用でも著作権法違反です．